CARE
Good Care ,
Good Living

CARE
Good Care ,
Good Living

CARE
Good Care ,
Good Living

CARE

Good Care ,
Good Living

CARE
Good Care,
Good Living

care 07

中西醫併治‧好孕不遲到

作者：賴榮年
插畫：小瓶仔
責任編輯：劉鈴慧
美術設計：何萍萍
法律顧問：董安丹律師、顧慕堯律師
出 版 者：大塊文化出版股份有限公司
　　　　　台北市105南京東路四段25號11樓
　　　　　www.locuspublishing.com
讀者服務專線：0800-006689
TEL：(02) 87123898　　FAX：(02) 87123897
郵撥帳號：18955675
戶　　名：大塊文化出版股份有限公司

總 經 銷：大和書報圖書股份有限公司
地　　址：新北市新莊區五工五路2號
　　　　　TEL：(02) 89902588 (代表號)　　FAX：(02) 22901658

排　　版：天翼電腦排版印刷有限公司
製　　版：瑞豐實業股份有限公司

初版一刷：2011年2月
初版七刷：2018年4月
定　　價：新台幣320元
ISBN：978-986-213-227-2
Printed in Taiwan

中西醫併治‧好孕不遲到

作者：賴榮年

目錄

推薦序

好孕的水到渠成

張步桃

只要作息正常，不要熬夜透支體力，飲食正常，不接觸生冷食物，保持心情愉快，必能如榮年道長所著《中西醫併治‧好孕不遲到》而水到渠成。

儘管有很多國家或政府，為了實施人口政策，限制一胎化（如中國大陸），或少子化（如臺灣地區），但是不孕症的女性，仍所在多有，甚是困擾。造成不孕的原因，如榮年道長所撰述《中西醫併治‧好孕不遲到》乙書所述之林林總總。

畢竟生兒育女，傳宗接代的觀念，深植人心，往往歷千百年歲月，根深蒂固，牢不可破。為了冀望獲得一男半女，古時是利用各種方術，而近代醫學進步，藉助人工或試管，無一不試。

依《黃帝內經》記載人類生育年齡極限，在該書第一章「上古天真論」云：「七七（四十九歲）任脈虛，太衝脈衰少，天癸竭，地道不通（經水絕止），故形壞而無子。」但實際臨床上，由於醫學科技的進步，也有些例外：有位企業家的夫人，年逾天命

之年（五十一歲），透過試管懷了雙胞胎，生下一對千金。

就筆者個人三十多年臨床觀察，除了器官病變，常常難以如願外，只要作息正常，不要熬夜透支體力，飲食正常，不接觸生冷食物，保持心情愉快，必能如榮年道長所著「中西醫併治，好孕不遲到」而水到渠成。

榮年道長，學貫中西，學養功深，尤諳婦科專業，在治療不孕上有其獨到成就，值其就書出版前夕，略抒數語，用特薦介，是以為序。

辛卯年元月三日寫於百佛居

序

少些花費、少些副作用、多些達成順利懷孕的心願

賴榮年

我是一位婦產科專科醫師、也是一位職業醫學專科醫師、及職業醫學博士，是一位針灸醫師，也是一位中醫婦科專門的醫師。

是現任國立陽明大學「傳統醫藥學研究所」專職助理教授，從過往的經歷，可以看出我有個不安的靈魂，是個不滿醫療現況的人。從現代醫學到傳統醫學，從科學知識到民俗傳說，從純化的西藥到民間偏方，是這二十多年為了探尋更好醫療技術與軌跡，孜孜不倦。這心路歷程，就像是登山者，僅聽到自己呼吸聲般的孤寂、的曲高和寡！

對每一位對無法治癒的病人，感到遺憾和無奈的醫師來說，改變醫療策略，可能是唯一的出路，改變現有的醫療方式，改變現有的思考模式，才有可能突破，才有可能創新，才有可能超越。

因此，我常教導我的學生及自勉，面對病人的問題，要有開放的胸襟及視野，為病人的問題，尋求解決方案，無論是用西藥、需開刀、或針灸、放血、拔罐、食療、藥酒、草藥、藥膏、健康食品、健康器材等，都可以列入考慮和評估，試圖用我們有限的知識及經驗判斷，哪些方法？能在最少傷害病人的原則下，達到最有效率的治療成果。

　　二十多年來，逐次的思索、修正、調整後，認為中西醫整合療法，是突破、超越現有醫療水準，最快的路，並身體力行的為病人做整合。的確，我在一些病症上，已有很明確的整合藍圖，而當大塊文化的鈴慧編輯，找我洽談出書事宜時，我立刻提出「不孕症中西醫整合療法」的我思、我見。

　　雖然不孕症族群，佔所有婦科病症，偏屬少數，但我認為是最焦慮、最受傷、最需要幫助的婦女族群，因此，才有這本書的誕生！

　　由於原本婦產科專科訓練的背景，我自然而然的在中醫的婦科方面，特別用心，事實上，我一開始臨床頗有心得的是，卵巢機能退化的更年期症候群，我發現更年期的潮熱、失眠、肌肉筋骨痠痛、及陰道乾澀等，中醫療法有非常好的治療效果。

　　我除了發表了幾篇更年期研究論文，於美國及歐洲的科學期刊外，也進一步，發明了台灣更年期一號（TMN–1）的中藥方，

專門治療陰虛更年期的諸多不適症狀，並取得我國專利。

另一個重要的發現是：

中藥方不是運用補充雌激素的方式，來改善上述的更年期症候群，這意味著有另一種途徑，可以不用補充女性荷爾蒙，而達到、甚至優於補充女性荷爾蒙的效果，這是目前科學界仍不是太清楚的部分。

在中醫臨床頗有另一心得的是：痛經！

這個病症，雖有很多婦女受苦，西藥止痛方便、效果又快，看似不是什麼大不了的病，但仔細了解後，可以知道目前科學界用避孕藥等方法，雖可以有效的改善痛經，但不見得都能痊癒這婦女千年以來的痛。

更何況很多婦女，無法忍受藥物所引起的副作用，因此世界再先進的國家，也都允許婦女一個月一天的生理假，而美國婦女每年因為痛經，減少六億小時的工時，也就是兩萬億美金的損失，這種天文數字，是醫療現況，也應是婦女朋友的無奈吧。

我發現，中醫療法改善、減緩痛經的比例頗高，中醫療法有效改善、減緩痛經的症狀後，大多再調理三個月經週期，原發性痛經，從此痊癒不再犯的婦女，大有人在。目前科學界仍不是太清楚，中藥用什麼機轉，可以不用止痛藥、避孕藥，而達到甚至痊癒痛經的優越療效。

近年來，隨著累積治療痊癒的病例愈來愈多，我主張：

　　婦女朋友每個月經週期，都冷汗直流、痛不欲生、甚至於在床上打滾的子宮腺肌症、子宮內膜異位症、及卵巢巧克力囊腫，應以中醫療法為主要治療方法！

　　在書中，我有提到用中醫療法治癒一位資深泌尿科醫師的妹妹，由痛不欲生的子宮腺肌症，及 5 公分的卵巢巧克力囊腫，首先改善每個月可怕的痛，而後解除了長達十年，遍訪名醫的不孕症。且又在懷孕生子後，調理到超音波找不到子宮腺肌瘤、及扁掉了的卵巢囊腫。

　　一個也是滿有趣的例子，就是有一次，急診送進來一位每個月都痛到要送急診的已婚婦女，由於當天正好我值班，被告知在急診用止痛針等方法都試了，病人仍痛到在地上打滾（因為在急診床上翻滾，怕會跌落到床下），因此會診婦產科。

　　在當時情況，根本無法檢查，於是我先扎了一針，讓疼痛明顯緩解，才能開始做超音波，但身體還是有些扭來扭去，於是我再下第二針，症狀幾乎消除，第三針再扎了後，可以很順利的完成超音波檢查，前後不到十五分鐘。我要離開超音波室時，她可能掙扎很久太累了，竟然在檢查床上睡著了。

　　上述的這些病症，在現況醫療中，婦產科醫師往往建議腹腔鏡，或剖腹探查等侵入性的手術。而最糟糕的是，有很大比例的婦女，會再未來二、三年間復發子宮腺肌症及子宮內膜異

位症，而面臨要不要再開刀的困難抉擇。

　　她們的腹腔，也隨著再一次的手術，再一次的沾黏；她們的卵巢，也隨著再一次的手術，再一次的縮小殘存的儲量及功能。身為醫者，實在很不忍，看到她們錯過了用非侵入性的治療方式的黃金期，而讓自己在未來，要面對子宮內膜異位症、腹腔沾黏、卵巢老化，三個原本分別都會造成不孕的因素，集結發生在同一個人身上，平添要成功懷孕的難度及複雜度。

　　在熟悉處理子宮內膜異位症、腹腔沾黏、卵巢機能退化的調理後，發現有效率的治療子宮腺肌症、子宮內膜異位症等，不孕症的主要殺手病不難後，不孕症中西醫的整合療法，於是乎逐漸成形。

　　我原本就對醫救婦女病症，一直抱持不懈的研究態度，堅持理想的代價，是以二十幾年的時間做交換，個人的臨床發現，先用這本書來做個註解，希望不孕症婦女，多所了解自己的病症，不要再焦慮徬徨，不要再憂鬱無助了。

　　我相信，這本書可以讓更多的不孕症婦女，少一些花費、少一些副作用、多一些達成順利懷孕心願的機率，我也誠摯希望，國內中、西醫婦產科若能合作，在不孕症上，發展出一套有溝通並仔細評估的整合療法，那麼我們可能是歐美先進國家，要來爭相學習的標竿。

　　中、西醫婦產科醫師們，結合「中西醫的整合治療」，不但能提供國內不孕症婦女朋友們，更優質的醫療照護外，也可

能，可以創造一個歐美醫師，來台留學的「台灣第一」醫療之
光！

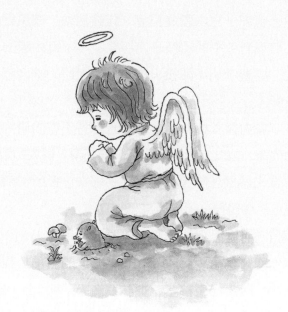

謹以這本書

獻給我摯愛的父母

及

親愛的妻

和

我們的兒女

我常說一句話：「只要有月經，就仍有機會受孕！」

所謂治療不孕症的名醫，無非就是要在各種現實的盤算下，擬出一個針對個人，客製化的治療策略，幫助前來求醫的朋友，能達到較高的成功受孕結果。

從初潮到停經，女性的生育力約有 32 年左右！

生育能力及性生活正常的夫妻，如果不避孕，每個月都有 25% 的懷孕機會，理論上 85% 到 90% 的女性，在想要懷孕的第一年，就能成功受孕。而一般身為育齡的夫妻，通常大都能在嘗試懷孕的兩年內，就能達成心願。

但隨時代變遷，女性面臨職場競爭壓力，或各種環境污染等等問題，讓越來越多的不孕症浮上檯面，成為一個困擾社會、家庭嚴重的「不可承受之痛」。在西方國家，幾乎所有醫學院校及較大醫院，均設有生殖醫學中心，集中診治不孕症，每年針對數以千萬計的不孕症病例，做治療與研究。

第一章
事出總有因

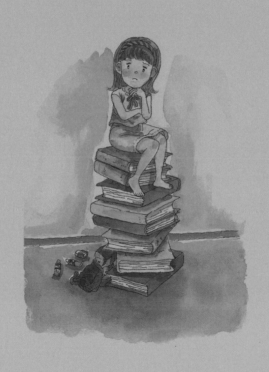

人體奧妙的生殖設計，本來就在消耗，本來就在排出，本來就在洩精，這是常態，是為了要繁衍下一代，做準備所必要的成本、支出、與開銷。

　　而房事，更是短時間將身體內各系統、器官可動用的資金匯集，集中火力，對決定要對傳宗接代這件事，所做的重大投資。

　　當人類為求子而理性、專注在算日子、排行事曆等等行為時，已經偏離了身體為追求「飄飄欲仙的快感」或「熱切愛戀對方而到想要辦那件事」的感覺時，也就偏離了本來就該受孕、或不小心就懷孕的大自然法則了！

不孕，夫妻雙方的共同面對

人類原本就是，地球上繁殖能力最差的物種之一，一次月經週期中，只有短短幾天能受孕，機率也不過 25%，生育能力正常的夫妻，10% 未必能在想懷孕的第一年就能成功，5% 的夫妻也未必能在第二年就如願以償。

對於二十幾歲的年輕夫妻來說，不孕，是指沒有避孕的性生活，經過一年都沒懷孕；可是年過 35 歲，生理變化導致生育能力加速明顯退化，因此在界定不孕的部份，應該縮減成半年，這樣年齡較大的夫妻，才能提早開始做不孕的治療。

世界衛生組織（WHO）認為，造成不孕的原因男女都有可能：
◈ 約 10% 到 30% 是單方面男生的因素。
◈ 約 30% 到 40% 是女生單方面的因素。
◈ 有 15% 到 30% 的病例中，夫妻雙方都會檢查出有異常的地方。
而造成女生不孕的主要原因是：
◈ 輸卵管阻塞
◈ 排卵異常
◈ 子宮內膜異位
◈ 原發性或無法解釋的其他因素。

根據統計，目前台灣生育年齡之夫婦當中，約有 15% 的夫婦有不孕的困擾，大約是每六至十對的夫妻中，就有一對的夫婦為不孕所困擾。從女性健康卵子的形成、送達輸卵管，與精子合而為一後，由受精卵發育形成胚胎，進而在子宮腔內著床，這其中如果任何一個環節出問題，都可能造成不孕。

　　但是男女雙方當事人，在經過精細檢查後，仍然無法找出不孕原因，佔不孕症原因的 10% 上下。由於不孕症是夫妻倆共同的問題，夫妻同時檢查是必要的，如果兩人無法密切合作，治療不孕症的效果將大打折扣。

35 歲，女性生育能力
不可逆的界線

我們如果將受孕力，簡化到純用年齡做判斷的話，大約可以換算為：

35 歲才想生育的婦女，是她自己 25 歲時受孕能力的一半。

若她到 40 歲時才想要懷孕，則此時受孕能力，僅剩下她自己 35 歲時的一半。

這意味著隨年齡增長才想要懷孕，則需要有更長的嘗試時間，才能達到受孕的機會。卵巢是決定女性的生育能力最重要的器官，女性受孕率，隨年齡下降的原因，主要受卵巢功能減弱的影響。

卵巢是卵子的一個儲備庫，卵子由女性出生後，就一直在消耗而沒有補充，因此卵巢老化表現在兩個方面：

一、卵子的數量的減少：

卵子的數量，隨著年齡而明顯減少，在小女嬰出生時，便約有 100-200 萬個，未成熟的卵母細胞，儲存在卵巢中的濾泡。到青春發育期剩約 30 萬個，到 35-36 歲以後急速減少，而到更年期前會消耗殆盡。

二、卵子的品質變差：

年紀較大的婦女懷孕，有較高染色體異常胎兒的危險。

胎兒染色體異常，隨母親年齡增加而增加：

30 歲以前為五百分之一。

30 歲以後為兩百七十分之一。

35 歲為八十分之一。

40 歲則為六十分之一。

我常譬喻說：「年輕時，一不小心就懷孕；有點年紀後，很小心都不容易懷孕。」年齡，是決定生育能力的最重要因素，雖然對來看不育的婦女而言，這是一個無法改變的事實。對治療不孕症的醫師而言，有時光看不孕婦女的年齡，就知道是件難度高的任務。

女性朋友的生育能力，從青春期有月經來開始，一般約結束於 50 歲左右。不孕，在醫師看來，是孕育的功能降低或缺乏，並不等於完全不能生孩子，這和「絕孕」，是不能混為一談的。

不孕症門診的資深醫師，除了從年齡上推估，眼前這位不孕婦女，生理年齡可能的卵巢功能，在心中盤算著如何因應外，會將各種其他可能的因素，納入考量。因為年齡的關係，不僅是卵巢機能下降，子宮內膜的血流、厚度等也可能有狀況。若再加上有其他慢性疾病，或長期服用藥物等身體機能的變化，都是必需周詳的全面參酌。

嚴重的干擾疾病

會嚴重干擾不孕的病症，包括了：

1、子宮內膜異位症。

2、輸卵管阻塞。

3、早期卵巢衰竭。

4、多囊性卵巢。

5、反覆不癒的白帶。

6、子宮內膜發炎。

這些疾病的形成原因，及從中醫辨「證」、西醫辨「病」，不同的臨床診斷、後續的治療因應對策等等，將和大家一一說明。希望讀者在對這些疾病有了基本的了解之後，在門診看醫師時，會讓彼此的溝通更能聚焦，達成共識。

子宮內膜異位症

子宮內膜異位，可算是造成不孕的頭號殺手！

子宮內膜異位細胞，就像骨盆腔內有一組迷路的探險隊，到處在子宮、卵巢、輸卵管、直腸，膀胱等、它們接觸到的器官表面，進行鑽洞、挖掘及爆破。

原本子宮內膜，是體內正常的腺體組織，覆蓋在子宮的內壁上，這個組織每個週期受荷爾蒙的作用而增厚，然後剝落，剝落時所產生的出血由陰道流出，就是「月經」血；但當子宮內膜這種組織，出現在子宮腔以外的器官或組織時，就稱為「子宮內膜異位症」。

　　在身體的組織方面，由於子宮內膜異位細胞，在骨盆腔內隨著每個月的週期，刺激其所分佈的組織，這就像骨盆腔內有一組迷路的探險隊，到處在子宮、卵巢、輸卵管、直腸，膀胱等它們接觸到的器官表面，進行鑽洞、挖掘及爆破。

　　腹腔內的免疫細胞，則在腹腔中盡責的針對這些迷路的內膜與經血，一一吞噬、破壞、分解，最後身體的修復大隊，就跟在後面，搶修被破壞的部位，也因此留下一處處的疤痕，這些不可回復的疤痕，就是發炎後修復組織的纖維化。

　　由於破壞的面積往往是一片一片的斷壁殘垣，而在這樣的基礎上重建，就導致所謂的「沾黏」，不僅改變了原來的結構，往往卵巢被周邊組織包圍蓋住，或輸卵管末端喇叭開口，被固定黏住，失去了柔軟擺動抓卵的能力。

　　性行為時，也因為上述的變化，造成器官表面結疤，變厚、且固定在骨盆腔中，而於陰莖深入時，無法有正常器官的彈性緩衝間隙，產生明顯的性交疼痛感。這些都直接的影響精

卵的結合、受精卵的運送、及間接的失去性行為的愉悅，而導致不易懷孕。

造成子宮內膜異位症發生的主要原因：

子宮內膜異位症，除了身體組織的變化外，常與免疫所引發的慢性發炎相關，由於調解免疫反應的腹腔巨噬細胞，功能異常，使得腹腔液在清除逆流的子宮內膜反應有缺陷，這種免疫缺損，被認為是造成子宮內膜異位症，發生的主要原因。

因此腹腔可見：高於正常婦女的白血球增生、細胞間質等大量分泌、抗內膜抗體的出現、以及產生過多的自由基，這些充斥著毒素的環境，是不利於懷孕最重要的排卵、抓卵、受精及運送等步驟的。

子宮內膜異位不孕的形成：

每個月，身體都在提醒，妳的月經有一些氣不通，或血不順的問題，而妳去不管它，或者是沒有用合適的方法去應對，每個月局部都給打個小結，多年下來，就會變成很多大結或死結，這不是很合理的事情嗎？

中醫認為：外來導致的「寒主收引」，在經期間無論是冰冷

的食物，特別是吃冰、或待在寒冷環境、或感冒的風寒、洗頭、吃止痛藥……都讓經血凝滯或不產生，或讓子宮頸緊縮不開，使經血排不出來、積在子宮或倒灌腹腔。加上個人內在的情緒內傷，這些都是造成子宮內膜異位症形成的原理。

不孕婦女有不少的壓力，也常焦躁著要問：「為什麼會得這個病？」

我不是很喜歡回答這個問題！因為到現在，科學界也還沒有一致的標準答案，說出來，也無助於我們要幫助的這位不孕婦女。況且我腦中正忙碌著不斷分析盤算，挑選如何切入治療的方式？才是最適宜的策略。

因為在稍後決定治療策略後，會交代眼前這位來問診的婦女：這次回家後、下次回診前，需要積極配合調整的衛教功課時，就會將如何預防「子宮內膜異位症」這個疾病，由輕變重的觀念帶入其中。

我要強調的是：

不孕婦女應多關心回家後，如何調整心態、作息時間，來執行這些衛教功課；如此才有可能，恢復到比較健康的身心狀態而受孕。反倒是夾雜了焦慮、怪罪或自責等負面情緒的追問，在內心充斥，絕對不利於需要平和安定環境，來運轉、調節的內分泌系統。

中醫是很重視症狀的，我很驚訝，一位 35 歲不孕婦女，說她有痛經症 10 多年了，每個月都痛，剛開始檢查沒問題，也就

不以為意，但現在不行了，愈來愈痛，當診斷出有子宮內膜異位症後，一定要吃止痛藥及請假平躺休息才可以。

每次聽完這些故事，總有些感傷，每個月身體都在提醒，妳的月經有一些氣不通或血不順的問題，卻不管它，或沒有用合適的方法去應對它，每個月局部都打一個小結，十多年來變成很多大結或死結，不是很合理的事情嗎？

地球與我們身體一樣，都可以視為一個小宇宙，小徵兆不重視它，則後面就是跟著大災難，現在去追問為什麼會打成這麼大結或死結，意義真的不大。有了這樣的認識，就可以理解，必需要趕快想辦法，如何解開這些結來受孕，才是當務之急。根據我的經驗，有時解開部分的結，就可以順利達到受孕的目的了！

中醫的長處，就是辨證論治，就是相信身體的語言，並且相信身體各部位所產生的症狀，彼此間是有關聯的，在這樣的關聯下，尋求治療的切入點就對了。我很樂於這種看病的模式，非常不同於我身為西醫婦產科醫師時看病的觀點。

每一次不孕婦女的回診，是在我原訂治療策略中的反應範圍，而有鬆動一些小結，或不在原預估的反應，而需重新擬定、修正原訂治療策略，或處方藥物時，都能讓我巨細靡遺的去思考更多。換句話說，中醫的看病，是非常顧及全盤掌握的。

有時會遇到非常焦躁的子宮內膜異位症不孕婦女，治療不到兩個月未受孕，就不回診。我常會跟學生講：「什麼樣的患

者，可能還是有自然受孕的機會；什麼樣的患者，如果用貿然進行試管療程，最好同時接受中藥及針灸輔助，受孕機會會高些……」果不其然，這些另闢戰場的病人，經過三個月、半年，兜了一圈，又分別再回來調治後，便如願受孕了。

這種依中醫理論去推演的預測，學生說：「好像在算命喔，好準！」實際上，不是在算命，是像孫悟空，翻不出如來佛的手掌心一般。

中醫能預測治療後：

- 會先改善那部分後，再改善那部分，然後受孕。
- 她如果不治療，那部分的氣會阻塞住，而發生那些症狀。
- 若再延宕不治療，則阻塞住的那部分的血會瘀住，而再發生那些症狀。
- 她可能因為那個環節的問題而不易受孕，或即使受孕，也仍存在有一些的問題，危及她的胎兒、或她自己的懷孕過程、生產時、及生產後母體的諸多病症。

也許有些婦女或周遭的朋友，有一些這樣的月經來時經驗，比如：

一感冒或洗頭，月經突然就沒有了。

一吃冰或吃止痛藥，月經突然就變很少。

這，就是身體的語言！

中醫相信「寒主收引」，冰冷的物質及環境，無論是感冒的風寒、洗頭或吃冰、吃止痛藥，由表皮或由腸胃系統，直接與子宮或經血產生關聯，因而讓經血凝滯、或不產生、或會讓子宮頸緊縮不開，使經血排不出來，積在子宮或倒灌腹腔。現代醫學研究也證實，在寒冷環境工作的婦女，有比較高的痛經比例，證明中醫「寒主收引」對子宮有影響的理論。

另一個原因比較間接，容易被遺漏，那就是中醫所說的「七情內傷」理論。什麼是七情內傷呢？那是指婦女的急躁、焦慮、妒忌、憤怒、傷心等情緒，會透過傷害脾胃、血液循環、生殖及免疫系統，間接幫助了子宮內膜異位症容易發展的條件及環境，這些就是中醫認為子宮內膜異位症形成的原理。

中醫辨「證」、西醫辨「病」，診斷子宮內膜異位症不孕的大不同：

西醫依據子宮內膜異位牽涉的範圍大小、器官的多寡、訂出診斷子宮內膜異位症的嚴重度分級。

中醫診斷子宮內膜異位症，則區分為：

「氣病」階段：約三個月為一治療療程。

一般而言，很多病剛開始或不嚴重時，往

往只有症狀，卻不見得有肉眼或觸摸可發現的實質變化，這個階段稱為「氣病」。

「血病」階段：有時需超過六個月的治療策略。

中醫會認為西醫剛開始檢查沒問題時，是屬於子宮內膜異位症的「氣病」階段，若到了肉眼可以看到時，則已發展到「血病」階段了，自然治療起來會比較費時。

現代醫學，雖然對生理病理有不少的了解，但令人沮喪的是，目前並沒有辦法，可用簡易的抽血，看白血球族群的變化，來準確診斷腹腔內子宮內膜異位症，發炎或被破壞的嚴重程度。

當腹腔內，巨噬細胞（M）數量與活力均明顯強化，巨噬細胞的特殊細胞間質素 IL－1，TNF－2 大量增加，於經期間，正在進行每月一次的游擊隊與正規軍的殊死戰，因此腹腔鏡檢查，常是一個正確診斷的方法。

在了解現代科學對子宮內膜異位症的知識後，我們來了解中醫學，是怎麼看這個病？

從中醫傳統的望、聞、問、切診斷方式，實際上並不很容易確定診斷出這個子宮內膜異位的病症。我個人認為，這個病要結合中醫辨證，及西醫辨病的特色，才能訂出一個較恰當的治療策略。

無論是在腹腔鏡下，或手術時，打開腹腔用肉眼看，西醫依據子宮內膜異位牽涉的範圍大小，器官的多寡，訂出診斷子宮內膜異位症的嚴重度分級，這部分，絕對是中醫治療上，一個重要的參考。

　　中醫常用「氣」跟「血」來分疾病的嚴重程度，一般而言，很多病剛開始或不嚴重時，往往只有症狀，卻不見得有肉眼、或觸摸，可發現的實質變化，這個階段稱為「氣病」。

　　門診有不少不孕的婦女抱怨：「剛開始各種檢查時都說沒問題，也用了刺激排卵等藥物治療一段時間，怎麼不孕症治到後來，變為子宮內膜異位症？」

　　事實上中醫會認為，剛開始檢查沒問題時，是屬於子宮內膜異位症的「氣病」階段，若到了肉眼可以看到時，則已發展到「血病」階段了。自然治療起來會比較費時，尤其是牽涉大範圍，多器官的子宮內膜異位症。

　　中醫診斷子宮內膜異位症的另一個專有名詞為：「血熱」。

　　這是一個描述子宮內膜異位症非常貼切的診斷，「血熱」並非就字義上翻譯，而是代表局部器官充血！血管擴張、紅、腫、的一個現象。

　　因此讀者可以想像，當臉頰或頸背，被太陽直接曝曬到通紅灼傷，也同樣是「血熱」，表面摸起來不但溫度偏高，且感到

皮膚似乎較薄的刺痛，這是中醫在診斷某一部位或器官，由外部導致，或內部產生積蓄能量於局部的一種現象，並用來做為治療的依據。

多久能治癒子宮內膜異位症的不孕？

重點在於，要傾聽身體的語言，隨著中醫往返治療的過程，就是中醫師在與各位的身體對話，有時這種對話是很小聲的，不是對自己身體變化很注意的婦女所能輕易察覺的。

這與試管嬰兒植入前，密集的用超音波察看卵泡大小，子宮內膜厚薄，是否已達預定成熟程度，而調整打針的劑量，考慮需否另外加藥，來趕上植入前要達到的最佳狀態，中西醫在這方面，是很類似的。

首先我們要了解，雖然有高達三分之一的不孕婦女是因為子宮內膜異位症而不孕，而在患子宮內膜異位症婦女中，亦約有 50%–70% 是不孕的。數字告訴我們，要重視「子宮內膜異位症」對不孕婦女的影響。

從另一個樂觀的角度看，也還是有超過 30 歲的子宮內膜異位婦女，是可以自然懷孕的！有些統計顯示，甚至於高達 50%，其中也不乏有些是重度的子宮內膜異位症。因此，一如我跟大家所說的，雖然身體已部分受孕功能打結了，有時只要解開部分的結，也可以達到受孕的結果。

一般中醫不孕症療程，我多訂為三個月，而像子宮內膜異位症，這種對身體破壞性較大的不孕療程，往往需考慮到六個月的療程，而且治療時使用的工具、種類也較為複雜，治療的頻次，在月經前尤其需更密集。

輸卵管阻塞與不孕

　　輸卵管對於懷孕擔任著重要角色，一旦阻塞，精卵就難以結合，胚胎也無法順利著床。而比較討厭的是，輸卵管阻塞多半無症狀，更無法自我察覺。

　　建議嘗試一年仍無受孕、或曾有披衣菌感染、產後或人工流產後感染、或曾裝置避孕器而引起輸卵管及骨盆腔發炎、子宮內膜異位、腹腔手術史、子宮肌瘤壓迫等過去史的婦女，應該積極考慮做輸卵管攝影檢查，以確立診斷。

　　一般而言，正常的月經週期，原則上，卵巢每月排出一個成熟的卵子，濾泡約在經期的 14 天前後，脹大破裂，卵泡液則帶著卵子緩慢流出，至腹腔中漂流，輸卵管傘端纖毛在腹腔中擺動、搜尋，並將漂流的卵子吸到輸卵管內，完成「拾卵」的功能。

　　被「抓到」的卵子可存活 1–3 天，通常會在輸卵管壺腹部（尾端三分之一的位置），停留以等待精子的到來。一般認為以

15-18 小時之內受精最好，因此建議抓房事的時間，都在排卵之前，也就是基礎體溫轉為高溫的黃體期之前。

因為要保留先生排出的 2 億到 4 億個精子，能奮力游到壺腹部，與卵子相遇而受精的時間。這對精子而言，雖然有些強壯的精子，每秒可游數公釐，甚至於有的在射精後 15 分鐘就游到與卵子相會，但只有三五十隻到達壺腹部，而通常也僅一隻「達陣」。

這絕對是一段驚險的旅程，即使在有性行為帶出來的子宮收縮，及輸卵管肌層的蠕動、黏膜纖毛的擺動、黏液細胞分泌的輸卵管液流動……增加的環境幫忙下，單是精子游過子宮內膜，再要游完長達 10-14 公分的輸卵管，到終點站：壺腹部，就付出了數千萬、上億的死傷代價。

精子一旦受到卵子青睞而結合，就成為受精卵，卵子同時築起了沒有門的銅牆鐵壁，謝絕其他遲到的精子進入，受精卵在約受精後 24 小時即進行細胞分裂，並同時透過輸卵管的蠕動，逐漸向子宮內膜腔移動，3-4 天後到達子宮腔時，已發育成為一個具有 12-16 個細胞的實心細胞團，稱為桑椹胚。然後再發育為囊胚，大約在受精後 6-8 天進入子宮內膜而著床。

現在了解輸卵管對於懷孕，擔任著多重要的角色，一旦阻塞，精卵就難以結合，胚胎也無法順利著床。在諸多導致輸卵管不通不孕的病因中，骨盆腔發炎屬最厲害，其次是子宮內膜異位。過去的研究指出，曾有過一次骨盆腔感染，發生輸卵管

阻塞的比率約有 10%–15%；曾有兩次感染，發生輸卵管阻塞機會則增加到 30%–35%。

　　骨盆腔發炎，不但造成輸卵管阻塞，而且發生子宮外孕的機會比健康婦女多出 6–10 倍，因此我每次遇到年輕女孩有骨盆腔感染、白帶連連、或慢性小腹疼痛等症狀，一定強調要好好治療，再加上後續的調理，可恢復得很好，千萬不要怕麻煩，免得後來到要懷孕時，讓中、西醫師治療起來很麻煩，自己也很不好受。

輸卵管阻塞不孕的形成：

　　輸卵管阻塞不孕的形成，有不少的機會透過簡單的問診及陰道內診可診斷，譬如說：過去有披衣菌感染、長期反覆的子宮、輸卵管感染，且常常白帶連連、或慢性小腹疼痛等症狀，加上嘗試受孕，但都沒有成功，內診子宮頂起壓迫痛感，或輸卵管腫大變形等，大概有經驗的醫生，會開始擔心輸卵管阻塞的機會是頗高。

　　反倒是，沒有明確婦科過去病史，性生活及伴侶也很單純，月經週期規則的不孕婦女，不要一天到晚瞎擔心自己是否輸卵管阻塞不孕，我不反對輸卵管攝影檢查，不過，我會鼓勵「不太像」不孕的婦女說：「沒事輸卵管不會自己阻住啦！先中醫調養治療二到四個月後仍未受孕，再評估。」等不孕婦女在較

好的氣血狀況下，考慮是否進一步的檢查或需否人工不孕方式的介入。

子宮、輸卵管感染發炎、與子宮內膜異位，造成輸卵管阻塞的殺傷力，是非常不同的：

子宮內膜異位：是身體自己的細胞，到腹腔這個異鄉，而發生的發炎反應。

輸卵管阻塞：多是在輸卵管傘端解剖結構改變，而封住了通道。子宮內膜異位發炎，也有機會阻住輸卵管內腔，而致輸卵管阻塞不孕。

子宮、輸卵管感染炎：則多由外來的病菌上行性的感染所造成，走的路線，與精子奮力上游經過子宮內膜，到輸卵管的路線是一樣的。

陰道內益菌 Doderlein's bacilli（Lactobacillus species）所營造的強酸環境（Ph 值小於 4.7），是第一道最強而有力的防入侵防火牆，即便是精子要能在此環境存活，也要有賴伴隨射精出來含 Ph 值 7.2~8.0的鹼性精液，加以中和，才能順利游泳進入子宮內膜腔。

至於病菌的感染，則先可能婦女因為泌尿道、扁桃腺等受細菌感染，而服用抗生素時，益菌有時因而會受到抑制，則黴菌或各種細菌，就會在陰道內繁殖，若再加上本身體質偏虛而

不容立刻痊癒，久而久之，逐步上行性感染子宮內膜及輸卵管。

中醫辨別「虛」或「實」的體質：

實證：在急性感染階段，表現出白帶黃、稠，腥臭味，小腹
　　　及兩側疼痛，且明顯壓痛，身體微燒，或甚至於發高
　　　燒，此為病的「實」證。
虛證：慢性反覆感染階段，表現出或白或黃陰道分泌物，消
　　　炎藥或陰道栓塞會改善，停藥後常再犯，小腹及兩側
　　　隱隱作痛，時有時無，無明顯壓痛，體溫正常，經常
　　　需使用護墊，外陰輕微紅癢，此為病的「虛」證。

　　婦產科醫師開立針劑或口服抗生素，合併陰道局部塞藥
等，這絕對是最正確的處置。

　　但身體呢？身體的自癒系統是「虛」還是「實」呢？

　　這部分，現代醫學著墨較少，也沒有太多因應之道，因此
只有在抗生素療程結束後，看病患是否痊癒？或逐漸轉為慢性
的發炎狀況？變成以後反反覆覆發作就醫的門診常客。

　　中醫透過「肺氣足不足」、「衛外之氣虛不虛」、及「脾土功
能」等指標性的診斷，預測這位感染的婦女，在用這些非常針
對病症的藥後，是痊癒？還是轉為慢性的病症？不了解中醫的

人，以為非常神奇，但對中醫師而言，這是每日診病例行的基本動作。

我為什麼這麼有把握的如此說呢，因為我們透過補肺、實表、健脾等治療原則，治癒太多進入反反覆覆慢性發炎的婦女朋友。由此可知，即使是急性感染，施用正規療法之際，「虛」性體質的婦女，一定要輔之以中醫，以強化自身的自癒系統。

如果已變成慢性發炎的階段，則宜以中醫強化自癒系統為主！

不要再服用太多抗發炎或類固醇藥物。這有點像，美國如果不著眼於強化南韓、南越的戰鬥遇敵的能力，而只試圖用優異精良的美軍（如非常對症的抗生素），參與戰役，則歷史告訴我們，不但美國不會贏，美軍還會死傷慘重，韓戰如此，越戰如此，伊拉克戰役未嘗不是如此，勝負已定在開戰之初，中醫就是這樣子在預測病勢的走向。

可惜的是，因為輸卵管阻塞不孕來求診的婦女，大多已經慢性到輸卵管內的纖毛沾黏、破壞，或發炎後的結疤，將狹窄管徑堵住。

經驗上，輸卵管阻塞不孕婦女，子宮外孕的機會，的確比其他病症調理後發生的機率高，所以輸卵管阻塞不孕婦女，千萬不要放棄中醫療法而不用，尤其是在接受腹腔鏡、手術、試管等各種嘗試之後，仍未能成功受孕的婦女。

不僅我自己有多個個案，在我執行衛生署委託的研究計劃中，我訪談了臺灣 50 位行醫滿 30 年的老中醫們，有多位也有用中藥或針灸，治療感染發炎後輸卵管阻塞不孕婦女，成功懷孕生子的經驗。

　　我承認，如果完全破壞殆盡阻塞的輸卵管，是無法用中藥或針灸短期間將銅牆鐵壁修復的，但大家別忘了人體是奧妙的，有時中醫療法，只是在其中「另闢谿徑」，就幫助不少婦女成功受孕了。

　　我有一位擔任某教學醫院泌尿外科主任職務的好朋友，有一天打電話給我，說他妹妹，也是醫護相關的工作同仁，因為有子宮內膜異位症，而每個月痛經非常嚴重，嘗試吃過各種止痛藥，沒有什麼作用，且每個月都需請兩天的假休息，才能逐漸恢復。也由於結婚多年，一直沒有懷孕，去做腹腔鏡及相關檢查，才發現子宮內膜異位，已嚴重到將輸卵管阻塞而不孕。

　　他主要是希望我看能不能用針灸，協助他妹妹不要每個月這麼痛苦，我在評估過後，認為是「血瘀」證。於是在用藥上，重用活血化瘀的當歸尾、丹參、赤芍，行血的氣藥香附，開鬱的鬱金、蒼朮，消積的雞內金等，並鼓勵多來針灸，我特別強調月經前的密集治療，以疏通經絡穴道，補自身自癒系統的「虛」，泄子宮內膜異位、輸卵管阻塞病的「實」。

　　再來的月經，好到她說：「已經很久沒有這種沒有痛經的週期，感覺太棒了！」直說原本想是她哥哥介紹來，能幫助多少

算多少，沒想到像痊癒似的改善，令她驚訝不已。神奇的還在後面，除了前三個月認真治療，且效果很好外，她繼續門診服藥，但就比較沒有針灸，在前後半年的調理期間，她竟然自然懷孕。這在同為醫護界的她及她哥哥，都認為在確定的診斷下，中醫完成了一次不可能的任務。

輸卵管攝影、腹腔鏡手術，確定診斷輸卵管阻塞不孕的工具及療法：

輸卵管阻塞，必須採取輸卵管攝影或腹腔鏡檢查，才能夠真正確定診斷，輸卵管攝影是經由陰道注入水溶性顯影劑，到子宮腔及腹腔內。如果輸卵管暢通，在 X 光照射下，可看到顯影劑在腹腔內，除了看堵在那一部位，還可看，輸卵管是否有發炎後的水腫、變形、及傘部的沾黏，因為即使通暢，功能並不理想。

不過，臨床上這個檢查風評不是很好，因為在 X 光室，本來就很冷，除了腳張開放擴陰器外，消毒清洗完後，還要注射藥物再照正面、左、右側共三張 X 光，對於容易緊張的人，的確是一個不舒服的經驗及過程。

因此，要嘛就是腳夾太緊，不但拖長檢查時間，而且疼痛不舒服；要嘛，就是緊張到子宮、輸卵管收縮，導致本來通暢的輸卵管，卻照出輸卵管不通的 X 光片。

奉勸不孕的婦女，要做這個簡單的檢查，就一定要心情放輕鬆，如果心理上未完全準備好，再加上沒有高度懷疑的過去史，那不妨用中醫的方法，調養兩三個月後，視受孕成功與否，再考慮這個可能的致病因素。

輸卵管阻塞手術，是一個可行的治療策略，過程多半是重建輸卵管繖部、與卵巢之間的位置。由於此時輸卵管繖部，多已失去柔軟在腹腔漂刷卵子的能力，所以手術就是固定了彼此的位置，讓假設卵巢排的卵，就正對著僵硬的輸卵管繖部，以防漏接。

試管嬰兒的考慮：

我會建議不孕的婦女，輸卵管阻塞手術前後多做針灸、藥薰，以防再度沾黏及疏通經絡，強化手術後的氣血循環。

但若是非常嚴重的阻塞，即使動了手術也無法恢復輸卵管暢通，或事前進行輸卵管攝影檢查時，發現整個繖部嚴重水腫、變形、閉鎖，可能已經沒有纖毛，可輸送精蟲及受精卵，則就需考慮試管嬰兒。

在準備一堆先進設備及精良武器的同時，別忘了，醫師治療的是一位有感情，活生生的婦女，在很冷的環境下、心情、

身體並沒有性行為的感覺、熱度及準備，從中醫的角度看，這種純然的強迫取分，是很糟糕的情況。

試想，做一個自己害怕、不喜歡的檢查，都可以影響到水溶性顯影劑，無法通過暢通的輸卵管，我大膽的猜測，當時的身體及心理，在不與相愛伴侶性行為愉悅的狀況下，可能是試管成功與否的一個重要的影響因子。

我知道，有些不孕症專家，會建議不孕婦女，在人工受孕前一夜有性行為，可能僅是為了多一次機會，或是已經注意到，要把身體的環境先弄「熱」起來，是有幫助的。為了這個假設，我曾玩笑的跟一兩位不孕症專家提議說：

「試管嬰兒植入前，有沒有可能讓夫妻先有些前戲或什麼方法？營造想要愉悅的氣氛，一定會大大的提高受孕率。」我知道後來，不知是不是有不孕症專家，接納我的看法，不但提供了溫馨的環境、熱毯子、溫熱器貼小腹、甚至於按摩，無論如何這些想法，還是來自中醫遵循大自然法則的基本原理。

中醫辨證、西醫辨病，共治輸卵管阻塞不孕的療法：

由於輸卵管阻塞不孕，可以完全沒有症狀，因此中醫在診治此病時，的確需藉助現代醫學的儀器及了解輸卵管阻塞不孕病程的發展，在了解了整個發展過程後，輸卵管阻塞不孕應屬於中醫「血瘀」的病。

在了解急性發炎，導致輸卵管阻塞不孕的治療觀念後，可惜的是在發炎後，是否輸卵管阻塞？中醫古籍的望診及切診，並沒有明確記載，因此是否阻塞，還是需要藉助現代醫學的儀器為宜。

也由於一旦現代醫學診斷確定，則手術或試管嬰兒，乃是下一步要懷孕的唯一方法。對於還在決定，找那位不孕症醫師做手術？或還在找去那裡去做試管嬰兒？或想在進入昂貴療程前，先把身體調理好，我想都是明智之舉。

各位輸卵管阻塞不孕婦女一定要相信：

自己的身體一定有些地方是「虛」的！

才會在過去的急性感染，表現自癒能力無法抵抗、戰勝外來入侵的病菌，而表現出白帶黃、腹痛等症狀。

也因為某些地方「虛」了沒調理恢復，即使有求診於西醫的醫師，並接受全程的治療後，仍未能成功的抵禦外侮。

最後終於陰道第一道防線，子宮內膜第二道防線，紛紛被破解，而大舉上行進犯到輸卵管及腹腔，入侵病菌的焦土戰法，所到之處，無一幸免。輸卵管內腔的纖毛沾黏，失去了輸送精蟲及受精卵的功能，輸卵管繖部變形、硬化，並將進入的洞口封住。

想一想，過去身體「虛」的地方，即使醫生和病人都努力

了，仍然走到輸卵管阻塞不孕的結果，那會不會今天要強迫取分時，身體的這個「虛」，是造成漏接或失分的缺口？我想機會是有的。

手術，一個不得已的破壞：

沒有人不在手術後，不留下刀疤；不在刀劃過的地方，斷幾根小血管及小神經的！

接受試管嬰兒，為了求子，偉大的媽媽忽略了自己隨年齡一直下降的卵巢儲量，在大劑量刺激排巢後的耐受力，也忽略了其藥劑所留下，科學仍未完全確定的長期身體影響。

所以，身體若能在最好的狀態，進入侵入性的療法，我想是未來所有不孕症醫師，提高自己成功率必須要面對的課題。

由於輸卵管阻塞不孕，可以完全沒有症狀，因此，中醫在診治此病時，的確需藉助現代醫學的儀器，了解輸卵管阻塞不孕病程的發展，在了解了整個發展過程後，輸卵管阻塞不孕應屬於中醫「血瘀」的病。中醫認為：

血熱：是輸卵管由於發炎，局部充血、破壞後再重建，其
　　　過程為「血熱」。

血瘀：是當重建時，組織及外觀已變形阻塞的現象，稱為
　　　積瘀不散，形成腫塊，那就稱為「血瘀」。

有了這樣的認識，中醫治療學中的活血化瘀法，就很合適
於此病症施用。

活血化瘀法：是透過活化局部的氣血運行，清除局部被粘
　　　　　黏的組織。

　　　　　不像輸卵管阻塞手術，盡量將卵巢與發炎後
　　　　　肥厚脹大的輸卵管繖部在解剖位置上接近。

　　　　　活血化瘀法，是在現有變形的解剖位置中找
　　　　　弱點，促進活化，找出平衡點，只有殺出一
　　　　　小條通道，就能成功的受孕，這也是很妙的
　　　　　治法。

西醫診斷輸卵管阻塞不孕，而中醫接手治療後受孕的案
例，時有所聞，不過也由於輸卵管阻塞、所破壞及影響器官的
範圍因人而異，這的確會影響到中醫，對這類病案的療效及所
需治療的時間，一般而言 3–6 個月是必要的。若年紀大，有時
間的壓力，則三個月中醫治療未懷孕，就考慮進入西醫的療
程，當然即便是在西醫的療程，中醫也還有藥薰、針灸等方
法，可使不孕婦女得到更好的治療結果。

早期卵巢衰竭

對生育年齡的婦女而言，身體有那個部位或器官衰竭，都是個無法接受的事實，更何況是代表女性青春、美麗的卵巢。但每 100 位 40 歲以下的婦女，約有 2 位會有早期卵巢衰竭的病症。誰會是那個 1% 或 2% 的候選人呢？有兩個現象可作觀察：

一、月經期比以前提早來：如經期從 28 天縮短為 25 天，或更短。

二、月經血量比以前減少：如經量以前有二天量大，每二個小時有要換棉墊的現象；而現在量多時候的僅一天，且一天用二、三片棉墊，換的時候也沒有全濕等症狀的不孕婦女，若持續三個月經週期以上，可能要特別提高警覺。

因為在臨床上發現，生育年齡婦女的月經量，一代比一代有愈來愈少的趨勢，而早期卵巢衰竭的年輕女性，發生機率愈來愈高。

雖然症狀，是身體代表內部變化的語言方式，但如果有檢測的數據及方法，總令人安心些，最準確有效的診斷方式是經期。1–3 天測血清 AMH 與 FSH，同時安排陰道超音波測量卵巢體積與 AFC（小卵泡數），當 AMH 小於 2 表示庫存量已處於低

水平，小於 0.8 表示「嚴重卵巢衰退」。

　　臨床的研究顯示，當 AMH 小於 2 以下，誘導排卵的數目很少超過四顆卵泡，且愈低愈少顆，這是可以作為誘導排卵前的評估工具。FSH 由於誤差較大，不是個最理想的指標，無論如何，FSH 大於 8 就代表有初步衰退跡象，超過 10 為中等程度衰退，12 以上則表示嚴重衰退。

　　中等程度衰退的狀況，如果勉強進入試管療程是不智的！我看到的個案，好像很少成功的。當有以上數據時，我觀察發現不孕症專家，若認為僅誘導二、三個太少，而企圖想提高針劑劑量的結果，往往是一樣，或反而僅取到一顆卵，或甚至於取不到。

　　我解釋這個現象，比如不孕婦女的卵巢是一顆球，沒有卵巢衰退的卵巢，是一顆灌滿氣體飽滿的球，以任何方式用力捶擊，則球的反彈力道愈強愈高，在這個情形，誘導排卵針劑劑量愈高，誘導出來的卵泡顆數愈多。

　　但卵巢衰退的卵巢，是一顆只剩半滿氣體的球，輕輕捶擊，球還會有些的反彈，若用力捶擊，則捶扁的球，被打趴在地上，反而反彈力道比輕輕捶擊要小。從日常生活現象，是很可以理解，卵巢無法呼應誘導排卵針劑，無法隨之起舞，排出足夠卵泡的結果了。

卵巢早期衰竭的形成：

卵巢早期衰竭從字義上，就知道是一個卵巢提早進入更年期的疾病，特徵有：

◆ 潮熱、盜汗、陰道乾澀。

◆ 雌激素血中濃度低。

◆ 許久沒有月經。

卵巢早期衰竭既會造成不孕，又會有更年期一些老化的症狀，那麼大家可能很想知道是什麼原因造成的？答案恐怕仍然令人失望，醫學界還不清楚其發生的原因，但懷疑可能與部分基因缺損有關，或自體免疫系統攻擊卵巢有關。

中醫的八綱辨證診斷分類，卵巢早期衰竭，屬於「陰虛陽亢」的體質，雖然此證不像多囊性卵巢症候群，有身體多粗毛、皮膚油性、易長青春痘等明顯陽盛的證狀，卻與多囊性卵巢一樣，屬於「陰消陽長，陰陽失衡」的狀態。

只是多囊性卵巢的陰陽失衡，與心、肺、脾、腎相關，而卵巢早期衰竭，則與心、肝、脾、腎比較相關，不同臟器陰陽失衡，表現出不同的症狀，並發展出不同的病症，兩者都是「陽太旺」。

減少「陽太旺」為必要的措施，同時也都要補其陰的不足，因為失去平衡的主因是不孕婦女的陰不足。雖然我們身體存在

有自癒能力，但一定要去權衡，各臟器五行中陰陽失衡比重後，再決定「用泄」或「用補」，去使其回覆健康。

中醫辨證、西醫辨病，診斷卵巢早期衰竭的不孕：

我用中醫的診斷及治療模式，的確也成功的讓多位初期的卵巢早期衰竭，不孕的婦女懷孕生子！

用中醫模式治療的特色就是：一旦卵巢早期衰竭能改善後排卵，那麼就有很高的機會受孕！但是，一般 3 個月以內的中醫療程，沒能調到月經規則，FSH 低於 10，也沒有受孕，則應立刻轉為中西醫整合療法。

曾治療幾位卵巢早期衰竭不孕的婦女，多已接受過避孕藥療程，試管嬰兒療程多次，常有的主訴：就是停經、且 FSH 大於 20－30，誘導排卵效果不好，常僅一顆卵，或因取不到卵，而中止療程，頗為灰心來求診。有的因為剛獲知失敗來求診，病史沒講完，就失控痛哭，常也讓我不知所措。

有的個案在療程中，就已發現經期比以前提早來，及經量比以前減少的症狀，且 FSH 就已在 10 上下徘徊。初期不覺得有什麼問題，仍然純依西醫療程，但後來一直沒能受孕，終於來求診於我，對我來講，這位小姐早在西醫療程前，就應該來調治了。冰凍一尺，非一日之寒，只因為不孕婦女有求子的需要，用了西醫療法後，早點暴露出身體的問題罷了。

第一個黃金期沒調理，而進入西醫療程後，趕緊用中西醫互補的整合療法，也還可以。經驗上看到治療更有效率、更少針劑、內膜較改善、取的卵泡也比以前優、也有比較高的受孕機率，但可惜都沒有來調理，最後才抱著死馬當活馬的懷疑心態，來看中醫。

　　幸好我治療後，FSH 開始逐漸下降，月經期及經量也明顯改善後懷孕，現在有時她們會回門診來把把脈，同時將她們的「成果」帶來向我展示。最高興的是，她們向小朋友說：「如果沒有這位醫師伯伯的幫忙，就沒有你嘍！」趁機傳達心存感激的訊息，給她的小孩。

　　看來中醫療法，治療卵巢早期衰竭的不孕，頗有成效，但若以為中醫療法，是治療卵巢早期衰竭不孕最佳的療法，那可能就誤解了我的陳述。因為在我的經驗中，隨著初步衰退、中等程度衰退、嚴重衰退等不同程度，成功療效愈來愈差，流產的機率，也比治其他原因的不孕症高。

　　我雖然有一些單用中醫療法成功的經驗，我都寧可採用中西醫整合療法，同時採用針灸、中藥、藥薰等的介入，並於排卵期就開始服用黃體素，即使懷孕後，都需要持續服中藥、藥薰等，到做產檢為止，以確保能持續懷孕下去。我覺得，治療卵巢早期衰竭不孕的成效掌握性，沒能像其他原因的不孕，有那麼高的受孕機率。

　　中西醫如何巧妙結合？要從診斷說起，卵巢早期衰竭不孕

婦女，本身除了真陰不足外，還外加氣鬱的現象，而且是「心肝脾氣之鬱」。因為腎主生殖是不錯，但「蓋以腎水之生，原不由於心肝脾，而腎水之化，實有關於心肝脾。」

意思是說：心、肝、脾的氣化能力鬱住了，所以腎主生殖的機能也不靈了，加上這類不孕婦女，本來腎就有「真陰不足」的體質，因而雪上加霜，年紀未到，卻表現出更年期的形態了。

總之，嘗試中西醫整合療法，是卵巢衰老病證的一線希望，但當努力了三個月，檢查仍顯示卵子庫存量指標 FSH > 25 或 AMH < 0.8，代表卵子庫存量即將用盡，那就要認真考慮「借卵生子」的方案了。

多囊性卵巢與不孕

在臨床上發現，生育年齡的婦女，每二十位便有一位罹患多囊性卵巢症，發生的機率還滿高的。

每個月排卵，搭配著子宮內膜的增厚，子宮頸的黏液變化等，且這一個月未受孕，下個月還會再重來一遍的巧奪天工的設計，並非沒有失常的時候。

隨著年紀的增長，每年無排卵性月經週期的次數，逐漸增加；抑或有時工作、課業太過繁重的壓力，也常是偶爾造成不排卵的原因；但在諸多不排卵的病因中，多囊性卵巢是造成不容易受孕，一個非常棘手的問題。

一位女性，一生約有 32 年的受孕年限，以每個月大多排一個卵子來計算，一生僅排出約四百多個卵，佔青春期時擁有三十萬個卵的卵巢而言，用不到 0.2% 的庫存，看來資源並非很有效的運用。不過男性也是一樣，每次成千萬上億的精子，也僅一位幸運得主，動物界亦然。

　　我們都知道，只要是不排卵，自然就不會有精卵相會的故事，當然就不可能懷孕，雖然，多囊性卵巢，已是不排卵導致不孕病因的頭號要犯，在生育年齡的女性，約有 5%–7% 的人，意思是說，生育年齡的婦女，每 20 位有一位罹患多囊性卵巢症，發生的機率還滿高的。

　　不孕，還僅只是多囊性卵巢，對身體諸多影響中的一個結果而已，真正的問題，絕不僅止於此。這個疾病還牽涉到局部卵巢組織的變化，內分泌間的彼此血中濃度比例失衡等，愛美的女生，絕不可輕忽這個問題，因為不但會很容易肥胖，而且一旦胖起來後，非常不容易瘦下去。

　　另外腿毛、手毛會比較明顯而且粗，小腹、背部也是常發生的部位，對於要穿清涼一點的泳衣，是會造成一些心理障礙的，甚至乳房及乳暈周圍，也可以長出長於 3、4 公分的胸毛；最糟糕的可能還不僅於此，有研究顯示，持續的多囊性卵巢，與後來發生心血管疾病及糖尿病等慢性病，高危險度是有相關的。

　　也由於多囊性卵巢，是造成慢性不排卵的主要原因，子宮

內膜容易因為失去逐月排出經血的節律而增厚,所以有研究顯示多囊性卵巢病患,有較高罹患子宮內膜癌的風險。我常跟多囊性卵巢的不孕婦女說,這個病症一定要治,即便是沒有受孕,也要漂漂亮亮、健健康康的過日子。

多囊性卵巢不孕的形成:

多囊性卵巢並非就表面字義是一個不排卵的疾病,是生育年齡婦女最常見的內分泌失調疾病,特徵有:

◆ 少排卵或不排卵的月經週期。

◆ 許久沒有月經。

◆ 有一半以上的多囊性卵巢不孕婦女,偏屬於肥胖型身材,且往往多次減重失敗;抽血顯示高雄性荷爾蒙(hyperandrogenism)現象。

不排除由於不孕婦女所分泌的胰島素,持續刺激卵巢合成所致,而過高的男性荷爾蒙,又導致濾泡休眠,而不再完成長大、成熟、排卵的後續工作。

每一個月經週期,重複相同的戲碼,於是乎一堆大小約2–8mm 半大不小的濾泡,日積月累下來,往往有 10 個以上的小囊存在於卵巢的實體組織中,因此,超音波可看到卵巢長圓形的外殼下,由很多蜂巢狀或小囊狀的結構所佔滿,而這些小囊

再分泌雄性荷爾蒙進入血液中，惡性循環的產生了不孕之外的一系列症狀，如：月經不順、月經稀少、無月經症、肥胖、多毛、長青春痘、禿頭等症狀。

多囊性卵巢既會造成不孕，又會肥胖、多毛、長青春痘、禿頭等症狀，有礙美女形象，那麼大家一定急著想要知道，是什麼原因造成的？答案恐怕令人有些失望，醫學界雖然還不是那麼完全清楚發生的原因，但知道特徵是不適當的「性腺刺激素釋放激素」（GnRH）分泌頻率異常，所引發持續性的黃體化激素（LH）上升。

近年來，有愈來愈多的研究顯示和遺傳基因有關：多囊性卵巢患者，身體細胞（肌肉和脂肪細胞）對胰島素的利用，先天的有缺陷（稱胰島素阻抗）。於是主導我們身體細胞對葡萄糖利用的胰島素，代償性的分泌過多，而過多的胰島素作用在卵子的濾泡細胞，誘使濾泡細胞分泌更多的雄性荷爾蒙，間接會造成腦下垂體持續分泌 LH 荷爾蒙。

看不孕的婦女，排卵前，或察覺陰道有透明黏絲狀分泌物，或用驗尿抓排卵的時間，這期間，正常月經週期的婦女，LH 荷爾蒙只在排卵前 34–36 小時才上升，LH 上升時使得卵子進行第二次減數分裂（染色體數目減半），這種上升大約持續 48–50 小時，然後下降至上昇前的水平，並迫使卵子從濾泡排出。

一旦患多囊性卵巢症的婦女，血液檢查時 LH 值容易偏高，通常血清濃度會超過 10mIU/mL，對濾泡發育及卵的成熟，有很

大的負面影響，而失去了節律排卵的能力。由這樣的病理機轉，大家可能立刻就聯想到，既然胰島素的利用有缺陷，那麼跟糖尿病，豈不是有密切的關係嗎？

沒錯，根據調查報告，年輕婦女罹患多囊性卵巢症患者，其葡萄糖耐受性試驗不正常佔 35%，發生成人型糖尿病佔 10%，為正常婦女相同體重的三倍。而身形肥胖的，罹患成人型糖尿病的風險更高，因此多囊性卵巢不孕婦女就診西醫時，常會被開立降血糖藥物服用，也就不足為奇了！

中醫有一種很重要的診斷分類，那就是八綱辨證，將證分為：陰、陽；表、裡；寒、熱；虛、實。多囊性卵巢的不孕，基本上先採用「陰、陽」的體質分類。屬於陽的體質：包括肥胖怕熱、體多粗毛、皮膚油性、易長青春痘、禿頭等症狀來判斷，中醫認為多囊性卵巢的不孕是屬於陽的體質。

《黃帝內經·素問》中記載著：「陰陽者，天地之道也，萬物之綱紀，變化之父母，生殺之本始，神明之府也。」基本的原理就是順應自然，認為陰陽是自然界運動發展的根本規律，生命是自然界陰陽二氣運動後發展的結果，所謂「陽化氣」，「陰成形」。這是一個在生命結束前，不會停止的動態平衡，這陰陽二氣互相依存互相轉化，同時也相互對立制約。

而多囊性卵巢所顯露出來的症狀，是陰消陽長，陰陽失衡狀態，是身體所傳達給不孕婦女及中醫師的訊息。西醫治療多囊性卵巢時，常開立降血糖藥 metformin，以降低不孕婦女血中

睪丸酮（testosterone），降低對胰島素的阻抗。

從中醫的角度，減少「陽太旺」不失為一個方法，但，中醫更關心的是陰不足，因為失去平衡的主因是不孕婦女的陰不足。

我們的身體，存在有自癒的能力：

當「陰」是充足的時候，即使「陽太旺」也會自行調節回來。

當「陰」不足以調節「陽」的時候，只針對「陽太旺」的治療策略，是為「治標不治本」。

「治標不治本」的結果有兩個缺點：

一、是不孕婦女要依賴藥物，因為自癒能力沒有恢復。所以不孕婦女常發現，有吃藥就比較會排卵，沒吃藥就又跟以前一樣。

二、缺點是對不孕婦女所期盼的「成功生下小孩」結果，不見得更好，有研究顯示服用 metformin 治療多囊性卵巢不孕，並沒有降低多囊性卵巢婦女高流產率的風險。

知道了多囊性卵巢「陽長」的症狀，以及部分西藥治療的策略，那什麼是「陰消」呢？

中醫的「陰」有很多種，而在多囊性卵巢不孕的「陰消」，則專指「真陰」不足！

真陰不足的人，剛開始時，不太有明顯的症狀，我常會問

體溫的問題，或用手按摸皮膚，感覺皮膚的熱度。一般「陰足」的健康人，體溫調節能力好，表現出夏天皮膚涼涼的，冬天則暖暖的情形。

但是在身體可以當緩衝液的「陰」不足時，人體便喪失了緩衝的能力，體溫易隨氣溫而變化，而發生這些狀況：

◆ 夏天皮膚燙燙的、冬天卻冰冷冰冷的。

◆ 有些人，終年體溫都維持偏高，屬於容易被蚊子叮咬的酸性體質。

◆ 或皮膚一被蚊蟲叮咬、撞傷瘀青，都很容留下長時間暗沈的疤痕不退等。

當「真陰」不足更嚴重時，一眼望去：

◆ 無神、憔悴。

◆ 頭暈目眩、耳鳴、耳聾、眼球凹陷。

◆ 常感到腰痛足痠、早上起床腳跟作痛，無法站立等症狀。

若用同樣的觀點看地球的氣候，有些地方百年來乾旱，現在卻洪水氾濫，有些地方百年來不缺水，現在卻半年以上缺水灌溉作物，各位應不難診斷正值中年的地球，已經開始真陰不足了。

所以，中醫運用陰陽觀點，可以預測治療中的多囊性卵巢不孕婦女，哪些人會快些受孕？哪些人即便懷孕了，也可能狀況會很多。

中醫辨證、西醫辨病，診斷多囊性卵巢的不孕：

用中醫模式治療的特色就是：

一旦多囊性卵巢的不排卵能被改善，那麼 3–6 個月的療程過後，能維持往後不錯的排卵功能、及規律的月經週期，這是標本同治的好處。

曾治療一位 27 歲多囊性卵巢的不孕婦女，由於從初經來就從來沒準過，曾向西醫求診治療，診斷為多囊性卵巢。有吃西藥催經，會來；沒吃藥又跟以前一樣，感覺對於治癒這個病，沒什麼信心跟耐心。

年輕時，不覺得有什麼問題，月經不來反而省錢省事，但現在開始有點擔心生不出小孩而求診於我。對我來講，這位小姐早在十年前就應該來調治了，不過整體看起來，有些小鬍子、青春痘有，但不多、皮膚還沒有太油，身體還沒有很酸，也不是太胖，因為年紀尚輕，狀況還好，在針灸、中藥合併治療三個月後，月經開始規則來了三個月。

此時，她開始抱怨，為什麼還沒懷孕？就沒有再來看診。再三個月後，她又來就診，此次抱怨說不吃中藥後，月經這三個月都沒有再來，希望再調好一點，然而我一檢查，卻發現她已懷孕快三個月了，她喜出望外的說：「太多年已習慣月經沒

來，是多囊性卵巢的問題，此次並沒有想到是已經懷孕了，感覺好像作夢！」

看來中醫療法治療多囊性卵巢的不孕，的確頗有成效，但若以為，中醫療法是治療多囊性卵巢不孕最佳的療法，那可能就大錯特錯。因為在我的經驗中，更多的多囊性卵巢不孕婦女，是透過針灸、補陰中藥、抑陽西藥（依西藥作用及副作用的特性，也將西藥像中藥屬性般的分為陰或陽藥，如代謝男性荷爾蒙的藥，由於在中醫診斷中，男屬陽，故我將這類藥歸為抑陽藥）等標本同治的方法懷孕的，對於這中西醫都覺得難纏的疾病，透過中西醫巧妙結合，我認為這才是最佳的療法。

中西醫如何巧妙結合？要從診斷說起，因為傳統中醫婦科的書籍中，詳細描述多囊性卵巢的不孕不多見。因此需要從傳統中醫基礎理論，結合現代醫學的知識，來診斷這個病。傳統中醫從肥胖怕熱、體多粗毛、皮膚油性、易長青春痘且、禿頭等症狀，就可判斷為「陽」的體質，且基於陰陽理論，可以知道是「陰消陽長」的狀態，但如果能多能夠融入西醫科學研究的知識，絕對使治療上能事半功倍。

科學研究已知道多囊性卵巢患者，有較高的雄性荷爾蒙，科學研究也已知道女性雄性素的產生最主要有三種來源：即卵巢、腎上腺及周邊組織。通常多囊性卵巢患者血清中，睪丸酮（testosterone）的濃度約在 70–120ng/dL 之間，而 androstenedione 的濃度約在 3–5ng/mL 之間。並約有一半的病人，脫氫異雄固酮一

硫酸鹽（DHEA-S）的血清濃度也會上升。因此 DHEAS、FSH、LH、prolactin、estrogen 和 testosterone 常用來作為判斷多囊性卵巢抽血的指標。

一般，當我們身體感受到壓力，隨著時間的長短，會有不同的反應出現。剛開始時，脫氫異雄固酮－硫酸鹽（DHEA-S）及腎上腺皮質醇（Cortisol）的分泌量會增加，以應付緊急狀態，這時候不會因為壓力而產生不適的症狀。

可是當壓力的持續存在時，則接著腎上腺皮質醇（Cortisol）仍維持高分泌量，但脫氫異雄固酮—硫酸鹽（DHEA-S）的分泌，開始減少至低於正常值，此時身體會明顯感受壓力的存在，會產生情緒不穩定或焦慮的情形。

更嚴重的人，會出現憂鬱、沮喪，極度疲累的症狀，往往這個時候的免疫系統功能也會隨之下降。由此可以知道，壓力讓腎上腺增加分泌雄性素，也可以是一個加重、或導致多囊性卵巢的因素。有了這個了解，中醫師可以考慮從中醫的情緒因素，導致月經病的角度，去思考治療策略。

多囊性卵巢不孕婦女，本身就有「真陰不足」，也就是「肝、腎兩臟機能不足」的現況，若加上情緒導致肝氣鬱結，而影響卵巢的機能，或肝木剋脾土的惡化腸胃機能的吸收、消化，則無疑使多囊性卵巢病情，雪上加霜，更為複雜。

什麼是「實陽」呢？

一般是指「陽」很旺，但因為「陰不足」，故身體還是產生了

多囊性卵巢的病症，這個階段用西藥治標法，有很不錯協助懷孕的效果。然而我們病患的身體，已用了多年西藥療法，而處在有用藥則改善，沒用藥則又回到病的原點，對我而言，光透過這個訊息，我就能診斷出病患狀態，已由「實陽」轉為「虛陽」。

到了這樣的狀態，已經需要用到標本同治的治療概念，因為持續用藥，降低不孕婦女血中睪丸酮（testosterone），只是處理了表象，而沒處理到為什麼會過高的源頭問題，只會讓身體耗竭。

到了這個階段，就有一點像剛開始脫氫異雄固酮—硫酸鹽（DHEA-S）的分泌量會增加，持續沒有治本的方案時，接著脫氫異雄固酮-硫酸鹽（DHEA-S）的分泌，開始減少甚至低於正常值。當多囊性卵巢不孕婦女，從肥胖怕熱，轉而怕風吹，手腳冬天易冰冷，做事體力及持續力下降，情緒容易低落、沮喪，或總覺得疲累，凡事不起勁，動不動就容易感染，精神憔悴，面容瘦削下來等症狀時，皆為「虛陽」所呈現出來的身體語言。

忽視這些反應，繼續沿用原來口服西藥的療法，是不會因此有結果的！

西醫在這個情況下會表示：「多囊性卵巢不孕治療失敗！」

有時多囊性卵巢不孕婦女，會被建議進入試管嬰兒療程。我的經驗看到，多囊性卵巢不孕婦女，如果是在「實陽」的階段，進入試管嬰兒療程，成功機會大得多。中醫的治本作法，從我們治癒的病案，在修補 2–3 個月後，月經開始規則，這與用西藥的排卵藥、metformin 後，是完全不同的兩種療法方向。

一旦進入「虛陽」時，嚴重卵巢過度刺激的發生機會就高很多，有時嚴重到無法呼吸，無法躺，接著得做放腹水，插胸管等侵入性支持療法，來勉強維持懷孕，或最終以結束繼續懷孕，來保住媽媽生命收場；這還算有懷孕，部分的媽媽可順利生下小孩，只是過程驚險，狀況連連。

嚴重者，則一刺激就一堆卵，馬上發生重度卵巢過度刺激症候群，不孕症醫師會選擇放棄植入的療程，以免陷媽媽於前述搏命的風暴中，而以結束懷孕終場。

再嚴重者，就表現出卵巢儲量不足的反應，或是卵巢退化的反應，不孕症醫師用大劑量刺激排卵針劑，但僅有 2–3 個濾泡有反應，或沒有反應，或最後僅取到一或二個卵，或品質稍差、或生長稍慢的受精卵植入或退出療程。

我主張多囊性卵巢不孕，西醫治療的療程，中醫針、藥療法要全程的參與介入，是有利於多囊性卵巢不孕婦女的受孕結果，及減少各種狀況。

舉比較嚴重的病例說一說，有一位不孕症專家，發現他一位做試管嬰兒後，懷孕九週三胞胎的嚴重卵巢過度刺激孕婦，他已經放過腹水及各種處置後，反應仍然不佳。孕婦愈來愈無法呼吸、喘、無法躺著睡、胸腔也開始積水的情形下，來求診於我，在針、藥、拔罐併用下，居然先平穩，不再惡化，不到一個星朝，體重開始下降，心跳由 110 下漸回到 80 下，喘、睡眠狀況，也明顯改善了。

我後來又陸續接到「這位不孕症專家」好幾個中度、或重度的卵巢過度刺激媽媽，這幾位的結果也都順利生子，我想我應該是有通過他的考試吧！

　　用中醫的基礎理論，來診治多囊性卵巢不孕婦女，有我很主觀的看法，是加入了很多科學知識及臨床驗證的心得，不見得中醫治療不孕的醫師都這麼想，所以我要說說，我怎麼看多囊性卵巢不孕的中醫療法：

　　我記得第一次開始認識多囊性卵巢，是在手術台上，大約在二十三年前，我擔任婦產科住院醫師的工作，在莊仁德醫師，我婦科手術啟蒙老師的一個婦科手術中，莊醫師用手指固定那白的沒有血色的卵巢，切除一個 2 公分 × 0.3 公分的卵巢組織後，再縫合起來，另一邊狀況較好的卵巢，就用粗針頭在卵巢表面，刺很多洞，原來多囊性卵巢的表面，已經變厚到濾泡無法「脫困」將圍在裡面的卵排出。

　　莊醫師的作法，讓後來有些卵，可由這些被破壞、傾倒的高牆間，破「卵巢」而出，二十多年來，治療上有不少的改變，這些年來，也仍有醫師，用腹腔鏡電燒卵巢，燒成像高爾夫球似的小小坑洞，基本的道理是接近的，目前手術治療越來越少施行了，只有在對藥物無反應者才考慮。

　　我比古代中醫醫家幸運多了，能從腹腔看到這珠珍白的卵巢，來想中醫如何針對這個望診下診斷，光從顏色，就知道與子宮內膜異位症是非常不同的。子宮內膜異位症，是游擊隊與

正規軍的正面作戰，到處鋒火交錯，屍橫遍野，因此卵巢外觀看起來，就是或鮮紅或暗紅、腫的感覺。

而多囊性卵巢，比較像是紫禁城高牆、及門禁森嚴的冰冷，醫學書中描述為珍珠白，各位可能覺得顏色還滿好看的，實際上不然，各位如果有到澎湖浮潛，大概我覺得比較像那白化的珊瑚，是少了光澤的珍珠白。

因為不孕婦女的多囊性卵巢中，有一群努力工作，想要出人頭地可愛的小卵泡，因此順勢療法的介入，依勢利導，遂成為一可行的治療策略，中醫依循上述，看到的多囊性卵巢內在及對全身的影響，將多囊性卵巢不孕，歸屬於中醫的「痰」證。

中醫的「痰」：

不是大家以為，狹義的感冒「咳嗽的痰」！

而是泛指身體在致病因素的影響下，原本流動、變動的體液，失去了正常的運行途徑和規律，逐步停蓄凝結而成為一種病證。

多囊性的卵巢，就是卵巢的表面，被纖維化而築成一道厚牆，許多小卵泡堆蓄凝於纖維化的包覆下，於是乎排卵機能停止，遂成為中醫所謂的「痰阻胞宮」不孕。

在中醫古籍就提到了治療的方向，《景岳全書》稱：「痰即人之津液，無非水穀之所化。此痰也即化之物，而非不化之屬也。但化得其正，則形體強，營衛充，而痰涎本血氣，若化失其正，則臟腑病，津液敗，而血氣即成痰涎。」這段話告訴我們，只要做法對了，是沒有治不了的病。

我治療的方式是，「增加代謝」的減重：

舉例來說，第一個要求就是 60 公斤以上的不孕婦女減重先 5 公斤，因為中醫認為肥人多痰，肥絕對與痰有高度相關。正確的方法，是要用「增加代謝」的減重，用西醫代謝藥等達到瘦身目的的，有時會表現出用藥後月經量變少、內分泌紊亂者，有時反而更不利於受孕。

我們都知道多囊性卵巢不孕婦女，本來就不太容易瘦下來，所以我們在調配藥方時，都會考慮到這些面向的。

中醫很講究全人治療，針對不利代謝的行為及作法，就會有二個要求：

一、是晚上不要吃水果：因為，上午的水果是金。

　　　　　　　　　　　　中午到下午 3 點是銀。

　　　　　　　　　　　　下午 3 點到 6 點是銅。

　　　　　　　　　　　　6 點之後的則是鉛。

二、就是避免喝動物奶：因為中醫認為牛奶「性寒質滑」，容易生痰。

晚上不要吃水果意思是，上午是吃水果的黃金時段，就中醫的觀點而言，白天為陽、夜晚為陰，早上為一天中陽氣上升的時候，身體的陽氣也跟著提升，陽氣在人體中代表一種動力，不僅影響各個臟腑的運作，同時也代表身體新陳代謝的能力。

　　而在上午 10 點左右，是脾胃一天當中最旺盛的時候，在此時吃水果，較有利於身體的吸收。而中午過後，陰氣漸漸上升，陰氣屬於寒，而寒又主收引，此時再服用屬性為寒之水果，則易導致微循環變差，間接影響到臟腑的運化功能。嚴重的，會發生寒濕凝滯，導致身體生濕、生痰，因此，對於已是「痰阻胞宮」的不孕婦女，偏寒性的水果及生食，不但不適合過了中午 2 點以後食用，即使食用也要減量。

　　其次是避免喝動物奶，因為中醫認為牛奶「性寒質滑」，容易生痰。我發現臨床上，這些衛教要求，對於很喜歡吃水果及喝牛奶、飲料加奶精的婦女朋友們，猶如晴天霹靂，常趴在門診座位上，試圖與我「談判」或「溝通」：

　　「不可以吃水果，那麼便秘怎麼辦？」

　　「不可以吃水果，那吃蘋果可以嗎？」

　　實際上，我只是提供一些有利於我們治療成效的建議，大家都忽略了，人體是有自癒及自行調節的能力的，我的判斷指標就是：多囊性卵巢不孕婦女的體重，在提升代謝後下降，代表痰的體質在改變中。此時，會讓人體有傾向「痰」體質的食物，吃不吃，實際上是不影響的。

因此，我在子宮內膜異位不孕症的章節，已經提過，請不孕婦女應多關心回家後，如何依循我們已沿用多人，且有效的衛教功課。對於不相信我們功課或不想做的不孕婦女，最常有的現象，就是看完診後，又再回頭問：

　　「醫師呀，您說每天要快走或慢跑半小時，而且要快到會喘的程度，最好心跳超過每分鐘 120 下，而且最好每天持續最少 30 分鐘，那我可不可以散步，然後走久一點？」

　　沒一會兒，又回來門診追問：「那我可不可做瑜伽？」

　　對我而言，有一些〇〇××，因為，我不是全部都知道，我只能提供我經驗上，最有效率的方法，我的用意，是從生理學的角度來調整身體：我們日常生活所需，微血管經常僅開放不到 40% 的使用率，而心跳超過每分鐘 120 下，且持續 30 分鐘，幾乎可打通全身血脈，幾乎 100% 的微血管，也會打開來加入循環。

　　我的知識裡，沒有一個比這個更便宜而有效的方法。

　　有些不想做的不孕婦女，會提各種「方案」要我選：

　　「那游泳可不可以？」

　　我的回答常常是：「游泳前換衣服及熱身的時間，我要求妳快走或慢跑的功課，就已經做完了。」

　　我並不反對游泳，但一

　　請儘量做完心跳超過每分鐘 120 下，且持續 30 分鐘的熱身

運動，用腳快走、或慢跑的另一個用意，在練下盤。中醫認為下盤與肝腎機能有很大關係，又可以紓解壓力，帶走身體的氣鬱，可謂好處多多！

多久能治癒多囊性卵巢的不孕：

中西醫師可能對這個問題，不太能打包票的回答！

多囊性卵巢不孕的治療，是很需要中西醫整合的。我了解此病與糖尿病的密切關係，用藥會將中醫「消渴」用藥融入治療中；在了解此病與雄性素分泌過多，而令不孕婦女產生多毛、長青春痘、禿頭等症狀，乃是中醫「陽旺」及「真陰不足」的失衡狀態。

當陰液不足以滋養，而寧靜功能減退，表現陽氣相對偏盛的「虛熱證」，用藥會用大補腎水，並防熱入血室一起配搭，在看到失去光澤珠珍白的卵巢，是腎的生殖器官，表現出肺的客色（白色），母子皆病！或由於局部白化，乃血氣之所不至，無論是基於肺腎陰虛，或肺金腎水相生的中醫五行治法，總之，強化主一身之氣「肺」的用藥觀念，也須納入處方時一齊考量。

不喜歡用西藥的不孕婦女，可先用中醫療法調理，若三個月內，仍未將經期調理規則，則中西醫整合療法，可能是比較有效率的方法。至於西藥方面，是可依西醫治療多囊性卵巢不孕準則標準用藥，雖然道理不同，但彼此並不抵觸，及發生不

良作用。依我經驗，有更加乘的受孕療效。

近年來，我發現有少數年輕（以我的年紀而言）卻很有經驗的不孕症專家，好像也發現在治療多囊性卵巢，有基本不足的現象，而逆向思考的用小劑量刺激排卵針劑，反而有時讓大劑量反應差、或取不到卵的多囊性卵巢，多取到 1–2 顆不錯的卵，而受孕成功。

可見中醫西醫之間，只要仔細傾聽病人的身體語言，實際上，應該有愈來愈多的共識，及合作的空間。

反覆不癒的白帶與不孕的形成

根據研究顯示反覆不癒的白帶，同房試驗常看不到黏液成絲現象，羊齒現象，也在陰道內看不到有存活的精子，當然就不會懷孕。

什麼是同房試驗（Post-coital test）的黏液成絲現象（spinnbarkheit）、羊齒現象（ferm formation）？

通常婦女在接近排卵時，陰道與子宮頸會充滿透明黏絲樣的分泌物，一般 0.3–0.4ml，這種分泌物僅在排卵時出現，稱為「黏液成絲」現象。

有的人僅出現一天，有的人會出現二、三天，個人差異性很大，如果乾燥後在顯微鏡下觀察，可以見到羊齒葉狀的結

晶，就稱為「羊齒」現象，表示有排卵，且陰道環境是有利於精子進入子宮受孕的。

　　婦產科醫生們，為了要多了解夫妻間可能的問題，有時會囑咐夫妻在很接近排卵時同房，並且在同房後 2–6 小時做檢查，如此便可以知道太太這邊黏液的狀況，及是否含有白血球，上皮細胞，細菌或其他微生物的感染。也同時可以知道精蟲數量，精蟲活動性及活動力情形，如果是有發炎、慢性發炎或陰道內有抗精子抗體，則會出現活動力較差的情形，或是不活動的精子。

　　正常情況下，婦女的內、外生殖器如外陰的巴氏腺、皮脂腺、汗腺的分泌物，陰道，子宮頸，子宮，輸卵管等多少會有一些分泌物，其主要是讓陰道與外陰保持適度的濕潤，一般這些分泌物是無味、無色的，或是呈現出因為外陰的巴氏腺、汗腺分泌物在細菌的作用下所產生的特有氣味。

　　正常的量，應該是適度地讓陰道口能夠保持該有的濕潤，卻還不至於讓內褲或護墊留下帶有顏色的殘漬，也不應該有外陰瘙癢的症狀。只有在排卵期，由於體內雌激素水平升高，促使宮頸腺體的上皮細胞增生，宮頸黏液的分泌量增加，黏液中氯化鈉含量增多，能吸收較多的水分，使排卵期時白帶增多，質稀，色清，外觀如雞蛋清樣，能拉長絲。

　　另外月經快來的前幾天（輸卵管、子宮、子宮頸、陰道分泌物增加）、性亢奮時（巴氏腺分泌物增加）有較明顯的量，而

以排卵期可以拉成長條絲狀而不斷的黏液，尤其不同於其他時期的分泌物，這是正常的生理現象，也是為方便精蟲進入，促成受孕一個絕妙的設計。

因此我們就了解了，只要是有任何情況，造成陰道 液量增加、質不清純、色不正常、有異味或惡臭、分泌物結成奶粉塊狀、或稠黏黃、綠色等現象，精子是不容易在陰道中存活或快速的游向子宮，而達到精卵相會懷孕的目的。

令人驚訝的是，陰道分泌物異常，或白帶是婦科門診中最常 的求診症狀之一。據估計，一般婦產科門診約有四分之一的病人，是因為出現陰道非血性的液體而求診，可見現代女性發生這個毛病的機率還滿高的。

不過，不孕不僅只是白帶對生殖系統影響的一個結果而已，更麻煩的問題，在於這個毛病還牽涉到局部陰道、子宮、輸卵管甚至於骨盆腔組織的發炎、沾黏等變化，想要健康的女生，絕不可輕忽這個問題。

因為不但陰道反覆感染，所產生下體灼熱、搔癢、濕黏的不清爽感，容易令人煩躁、做事不專心，且一旦影響局部的組織，如外陰、陰道口，會直接的影響性行為的意願及愉悅感。局部組織因反覆發炎而敏感、脆弱，一有性行為，常使得局部組織破皮疼痛，而減低了愉悅感及下一次再性行為的意願，這對於積極想要懷孕的夫妻，是很令人困擾的。

若反覆不癒的發炎，波及到子宮內膜，則內膜不穩的剝落，

會造成每個月大部分的日子，都有滴滴答答的血狀、或咖啡色狀陰道液體，出去玩不方便，游泳也不行，直接的影響人際關係及生活品質。

若這個發炎，更向上波及腹腔，則相關的腸子、腹膜、子宮及輸卵管沾黏，造成長期慢性的下腹部疼痛，雖然常造訪婦產科門診，也不見得都能用抗生素、或止痛藥來緩解不舒服，更談不上治癒這個衍生出來的不舒服的症狀。

很多婦女，常因為不想再依賴抗生素或止痛藥而來求診中醫，所以我常跟有白帶困擾的婦女說，這個病症一定要治，不管有沒有要受孕，大家都想要清清爽爽、乾乾淨淨、舒舒服服的過日子。

中醫辨證、西醫辨病，診治反覆不癒白帶的不孕：

只要是西醫化驗出來，有確定的致病菌，病菌培養後，有確定針對性的抗生素時，一定要依照目前西醫正規的療程，有時是針劑，大多是口服藥及陰道栓塞。

致病菌的種類很多，常 的有念珠菌（一種黴茵）、滴蟲、病雙球菌、披衣菌和其他的厭氧細菌。

念珠菌：通常是長期服用抗生素或避孕藥、穿緊身不透氣
　　　　的內衣褲、 尿病等誘因導致，當然身體抵抗較差

的時候， 如月經前後、壓力大等情形，也容易感
染而產生乳 、白色稠 分泌物的黴菌感染。

大腸桿菌或腸球菌：來自肛門的大腸桿菌或腸球菌，也很
容 在上廁所、 換衛生棉時，接觸到陰
道而造成感染。

陰道滴蟲：由性行為傳染的陰道滴蟲，特徵為產生黃綠色、
且具惡臭的陰道分泌物。
也有的患者只是感到一直有微量的白帶，而沒
有任何其他的不適；大部分的患者，除了有強
的外陰瘙癢、紅腫、燒灼與性交痛外，通常還
合併有解尿不適、頻尿、或排尿時有灼熱感
等、下泌尿道感染的症 。有些患者可能長期為
併存而反覆復發的膀胱尿道炎、陰道炎所苦，
往往夫妻雙方皆須同時加以治療，以免會再互
相回傳給對方

淋病：和滴蟲一樣，是藉由性行為感染。

披衣菌：在各種性傳染疾病當中，與不孕症關係最密切的
首推披衣菌，披衣菌是婦女骨盆腔炎症最主要的
超級細菌。
感染披衣菌時症狀有時明顯，有時卻不明顯，患
者通常會感覺陰道灼熱和不正常濃稠的分泌物。

但有些患者卻可能因沒有出現任何不適的症狀而忽略就醫，未經治療的披衣菌會上溯破壞患者的子宮、輸卵管、卵巢、並且會傳染給另一半，最後付出無法自然生育的代價。

披衣菌是一種性接觸疾病，潛伏期相當長，因此避免發病首重預防，例如：不與不熟的人發生性關係；當性伴侶被證實有披衣菌時，應同時接受治療。

　　致病菌的急性療法，西醫療法確實而有效。那到底在急性期，有陰道分泌物異常，是西醫先看好了，再找中醫調理？還是可以中西醫兩種療法併用呢？

　　答案是顯而易見的，西醫療法固然迅速而有效，除了少數婦女早期輕忽沒有求診，漸漸的成為慢性狀態外，大多數婦女都有就醫，尋求治療。但為什麼仍有那麼多人，反覆不癒變成慢性病？也因此成為婦科門診中最常 的求診症狀，這便是我所看到，最需要同時做中西醫結合療法的理由。

　　白帶的致病因子：

名稱	致病因子	臨床徵候	處理／感染途徑
非特異性陰道炎	大腸桿菌、葡萄球菌	• 白、黃色或膿樣分泌物。 • 外陰伴有瘙癢。	含抗生素的陰道栓劑。

黴菌性陰道炎	白色念珠球球菌	• 陰道上皮發炎導致瘙癢和紅腫。 • 上皮層有白色,乳酪狀分泌物。	致病因素:外陰部酸鹼失衡,過於潮濕、口服避孕藥及使用抗生素者也易感染,應區別感染原因分別處理。
細菌性陰道炎	陰道嗜血桿菌和陰道厭氧菌	• 女陰或陰道通常無水腫發紅情形。 • 外陰戶和陰道壁有灰色或黃白色分泌物、量多、會有類似魚腥味之惡臭,在性交後更加明顯。	男女雙方同時治療效果較好不易再復發。
滴蟲陰道炎	陰道滴蟲	• 陰道上皮發炎導致瘙癢和灼熱感。 • 陰道分泌物呈泡沫狀,可能是白色,黃色或綠色。 • 可能演變成慢性炎症。	• 移除滲出液,緩解發炎情形,保持陰道呈酸性。 • 多經由性交而相互傳染,偶爾也可以藉著潮濕的東西如浴巾、毛巾、公共浴盆、馬桶來傳染;男性可能為無自覺症狀的帶原者。
子宮頸炎(急性和慢性)	披衣菌、淋病、雙球菌、鏈球菌	• 陰道有很多膿狀分泌物。 • 頻尿和急尿。	經由子宮頸抹片和細菌培養以確定致病因子。

也許西醫師無法在急性期用藥之初，預測那些婦女在經過正規的療程後，仍無法痊癒，而成為一個慢性反覆不癒白帶的門診病人；最後僅用個人體質較弱，或免疫力較差來解釋。

但中醫，有不同的診斷及治療模式，即使在急性期用西藥之初，中醫就已能預測問題是出在「氣不足」？「脾氣虛弱」？「中氣下陷」？還是「裡寒」？等不同體質的婦女。

體質較弱，免疫力差的婦女，舉例來說，有點像是已經在漏水的房子，看到滲水而發黴的牆壁，只用油漆覆蓋，或將發黴的牆面，刮除再灌漿等方法修理。就像是藉助西藥，能表面上好一小段時間，有時甚至等不到下次下大雨，就又漏了。

民間口頭禪常說：「土水怕抓漏，醫生怕治嗽。」意思是說，建築的師傅，也怕被請託去整治漏水的房子。而內科醫師們，有時對小小的咳嗽，也不見得有很好的對策；而用在治療白帶上，則又可改為婦產科醫師們，有時對白帶這個門診常見的症狀，醫起來，有時也是非常頭疼的。

若將中西醫兩個領域拼起來，治病好像反而會單純一些：

因為用西醫療程，針對致病菌，好像讓花掉了的牆面，煥然一新。

用中醫療法的「健脾補氣」、「溫中祛寒」等，同時調理虛性或寒性的體質，好像針對龜裂的壁面，重整完畢。個人經驗認為，如此結合最符合婦女好得快、好得完全的最大期待。

當然，上述所謂理想的療程，並非目前廣為醫療界認同主

流的療法。在急性感染，陰道有異常分泌物的情形，大概大多由婦女本身，或姊妹好友們，自行進行所謂的中西醫整合療法，個人覺得未盡理想，但總是一個還可以接受的方法。

因為中、西醫師的治療切入點，及用藥的截然不同，即使兩者沒有良好溝通，治療上仍可達到互補的加乘功效。對於婦女比較困擾的情形是，在急性感染治療期間，部分婦產科醫師，在不清楚、不了解中醫療法、也未做相關研究確認下，就要求或提醒患者，不准併用中醫療法，對於部分後來轉變成慢性反覆不癒白帶的婦女，在接觸中醫而被治癒後，反而會對提要求「不准併用中醫療法」的婦產科醫師，產生不信任感。

看來，這種各自不了解、不接觸觀念下的結果，成了西醫婦產科、中醫、病患三輸的「紅海策略」。慢性反覆不癒白帶的婦女，求治於中醫的比例，就高多了，這個趨勢是自然形成的，因為西醫療法已經有其局限性了。

患病的婦女，開始因為不滿意療效而尋求其他的療法，在諸多另類療法中，中醫大概是理論架構最完整，累積治療婦女病症經驗歷史相當悠久的一支。我相當幸運的是，學習了兩種看病的觀點，而運用起來，的確也成功的讓多位長期受反覆不癒的白帶困擾的婦女，痊癒了這影響生活品質甚巨的痼疾，進而成功的懷孕生子。

用中醫模式治療的一個特色就是：一旦陰道質不清純、色

不正常、有異味或惡臭、結成奶粉塊狀、稠黏黃的分泌物能被改善，加上 3–6 個月的調理療程後，都能過著很健康、乾爽的月經週期，當然就不再成為懷孕的障礙，這是標本同治的好處。

一位 32 歲，長期受反覆不癒白帶所苦的不孕婦女，曾求診西醫治療，有吃藥會改善，沒吃藥又跟以前一樣，感覺對於治癒這個病，沒什麼信心跟耐心。婚前開始嘗試不避孕，但都沒有成功，於是開始有些緊張而來求診。

在我看，或許多年前她就有「脾氣虛弱」時，就應該來調治了，這樣會容易一些，現在除了「脾氣虛弱」惡化為「中氣下陷」外，由於反覆發炎再用消炎藥，而「傷津耗液」，轉而為「血虛熱」的體質。

病人主訴為冷熱不合，吃偏寒食物，又腹脹，又拉肚子，吃一點偏熱性食物，卻又口腔黏膜破，長了一臉顏色暗沈，發不出來又退不下去的青春痘。因為她「很聽話」的配合我嚴格的起居、飲食醫囑要求，首先兩三個禮拜不到，口腔黏膜不再破了，青春痘暗沈顏色漸漸褪去，然後，白帶量開始減少，外陰也不再灼熱瘙癢，如此在針灸、中藥合併治療四個月後，很幸運的懷孕了。

不過，懷孕期間，早期濃稠白帶還是多了些，我擔心感染會影響到嬰兒，無法足月生，因此又用藥，大約調理到妊娠 12 週都乾爽了，才不再用藥。後來足月產下一漂亮的女嬰，這樣

的例子不少，就是白帶長期反覆不癒，不用醫到完全痊癒，就可以受孕了。

　　但這個體質，如果沒有完全好之前，婦女於懷孕期間，分泌物的狀況，還是會多一些，有時需延續治療，以免流產、早產、羊水提早破水、或甚至於胎死腹中，因此，奉勸有反覆不癒白帶的女孩，要早期治療。

　　看來中醫療法治療慢性白帶的不孕，的確頗有成效。但若以為西醫療法沒有價值，那可能就大錯特錯，因為在我的經驗中，單獨用另類西藥療法，治癒此證的婦女，也不在少數，什麼是另類西藥療法呢？

　　那就是在西醫教科書，或科學研究尚未證實的用藥方法，因此不見得所有婦產科醫師，都認同的方法，為什麼會想出這個方法呢？有些體質較弱，免疫力差的婦女，其中醫體質屬於「脾氣虛弱」型的，我於是在使用的西藥中，去找調理腸胃的藥，於是發現了西醫常用的 gascon 和 primperan 等消脹氣，刺激腸胃蠕動的藥，三週用藥以內，可明顯幫助治療慢性白帶的症狀，跳脫出用抗生素有效，不用藥就再犯的傳統做法。

　　不用一顆抗生素、抗黴藥、或消炎藥，藥性溫和，卻快速的達到更好的效果，由於用中醫調理腸胃的觀念選出西藥治病，故我稱為另類西藥療法，也是我累積婦產科用藥 23 年中，一些特殊的經驗。

　　一般很多有白帶問題的處女，一方面是害羞，一方面是反

正也不能內診，故僅能看中醫。舉一個案例：18 歲女生，主訴質稠色黃的陰道分泌物，求診西醫用抗生素，時好時壞，故來求診中醫，我用中藥兩週後，效果沒有我預計的好，再加上色黃的分泌物，總仍覺得有細菌感染的機會。

我請她上檢查檯，果然黃稠樣陰道分泌物仍多，於是，我先用如原子筆心粗細的長棉棒，經過處女膜孔，逐步的將過多累積的分泌物排出，再沾碘水於陰道內塗敷，全程，完全不傷害處女膜，且分泌物清除乾淨，後並未再服抗生素，此個案，雖無關乎不孕，但局部治療，加服中藥調理痤瘡，又是中西醫結合療法又快、又好的例證。

前文有提到白帶的症狀，中醫師會從調理腸胃下手，不過中醫診斷學認為，情緒、飲食又是直接產生任脈、帶脈的失衡，導致白帶不癒的背後主因。情緒會導致肝氣鬱結，而影響陰道的抵抗力、或肝木剋脾土，又惡化腸胃機能的吸收、消化，如此一來，使白帶症狀的治療，更為複雜。

在此階段，中醫師們多會用疏肝解鬱的藥，來加強治療白帶的效果，但如果沒看中醫調理，又反覆發炎而一再使用消炎藥的結果，將轉而為「血虛熱」的體質。個人臨床經驗，陰虛血熱，是很多慢性反覆不癒白帶婦女，延誤治療的體質。

從中醫的四診八綱診斷法，婦女不見得表現出很多全身徵兆，可供診斷。我結合了婦產科的內診，認為可更早期診斷婦女，是否已經由原來體質轉而為「血虛熱」的體質？由局部陰

道望診，因為局部陰道及子宮頸的黏膜表面，已表現出陰虛血熱，嬌嫩的桃紅色時，已可做出正確的中醫診斷。

此時即應該開始少用或不用溫理藥了，這樣的局部徵兆，要表現到舌頭或全身症狀，仍有一段時間差，因此我結合中西醫的診斷法，相信可更有效率縮短治癒的時間。

多久能治癒反覆不癒白帶的不孕：

相對於子宮內膜異位不孕，多囊性卵巢不孕的治癒療效，白帶所致不孕，算是較容易治的。而且有時白帶症狀才開始改善就懷孕了，不過懷孕期間仍需用藥的機會，有時比子宮內膜異位懷孕，多囊性卵巢懷孕要高。

反覆不癒白帶的不孕，皆很需要用中西醫整合的診斷或療法來介入，白帶多的婦女，為有濕，易有虛熱的體質，雖與多囊性卵巢不孕的痰不完全相同，除調理腸胃，平衡任、帶脈外，宜強化主一身之氣的肺，這樣的用藥觀念，也需納入處方時一齊考量。

快走或慢跑，有助於骨盆及下盤的血液循環，是去濕強化抵抗力一個很重要的功課，一般訂定三個月為一個療程，願意配合功課的不孕婦女，好像也都有不錯的結果，個人經驗，期待更多中西醫的合作，發展出更有效的療法。

慢性子宮內膜發炎

慢性子宮內膜發炎（Chronic endometritis），是一種子宮內膜慢性的發炎，症狀有時輕到僅有輕微的骨盆腔疼痛、性交疼痛、偶發性的異常出血、白帶等，不過造成的殺傷力是很大的。

這種發炎，會破壞子宮內膜要讓受精卵登陸、或子宮內膜與胎兒胎盤間的界面，於是會使嘗試自然受孕或人工試管的療程，增加無法成功著床、引發自然流產、及早產的機會。病患服用抗生素會改善前述症狀，但似乎無法痊癒且常常復發。

臨床上，受此困擾的婦女頗多，往往經過多年各種檢查，仍沒有確切的診斷，或培養出感染的致病菌，從子宮鏡、腹腔鏡觀察，或有些許異常或沾黏，不過治療後，病情仍是反反覆覆，在此情形下，我門診中，許多這類的婦女，渴望能有受孕的機會。

慢性子宮內膜發炎的症狀，在中醫古籍記載散見於腹痛、月經不調、帶下等診斷，中醫的觀點，認為此症主要為「虛」，並與「瘀」、「濕」、「血熱」等複雜的病理機轉交雜，婦女無法用自己的免疫系統，自癒這個慢性的發炎。

治療上，的確較費心，個人經驗，中藥、針、薰等內服外用療法，以補虛、健脾、活血、清熱等靈活搭配。至於何時補

虛活血？何時補虛清熱？用藥分量比例及輕重，個人覺得要非常嫻熟的中醫師，才容易在整個治療計劃中，隨時進退，恰到好處。

讀者或許會覺得有些複雜，不過不要疑慮，因為無論輕重症，不用到一個月經週期的治療，大多就有顯著的療效。只有重症，如曾嚴重的化膿性發炎，子宮括搔後的沾黏、發炎，生產後的產褥發炎，惡露腐臭味且拖長等症，治療的掌握性會較差，需有耐心，多兩到三個月的療程後才見改善。

至於大多數偏屬輕症，我在門診已有多次經驗，甚至於服藥後一到五天，原來多年常見困擾的症狀，突然沒有了，令她們直呼神奇，不敢置信，而後陸續的調理三至六個月間懷孕。這種反覆長期的病症，其本質就是「虛」，是中醫治療的強項，我無非是依循先人智慧加以運用罷了。

中醫師在看這個病時，會特別注意婦女的腸胃機能，因為中醫認為「脾為後天之本」，一位不孕婦女，只要後天本錢弱了，要調節到她自己的免疫系統，自癒這個慢性發炎的時間，需要長一些。

什麼是後天本錢弱了呢？不是能吃能拉，腸胃機能就是好的嗎？其實不然！胃腸脹氣與否？舌頭邊緣是否有齒痕？舌苔是否白膩？脈象是否重按無力？都是判斷的指標，不過，有此狀況的不孕婦女不用灰心，也急不來。在治療過程，會發現身體愈來愈活化，愈來愈排毒，皮膚愈來愈有光澤明亮。

提到此症要補「虛」，其實是還有學問的，常有病友自行進補，而抱怨連連，最常聽到的是：「我不可吃麻油雞，一吃就上火，嘴巴舌頭都破，口乾舌燥，連白帶都變黃了，而且有異味。」因此就知道，這其中有些要領沒有掌握：

◆ 如果腸胃機能弱了的慢性子宮內膜發炎，我會加重白朮、蒼朮、茯苓等藥以補脾虛。

◆ 如果有二尖瓣脫垂，常胸悶，需深呼吸才能改善的人，我會注重西洋參、北沙參等藥以補肺虛。

◆ 如果每逢房事後發炎，或性趣不高者，我會加重熟地等藥以補腎虛。

◆ 如果經後憔悴，面白易貧血頭暈者，我會加重當歸等藥以補血虛。

　　這些「藥對證、證對症」的對應及分類方法，是現代醫學尚未發現的分類，我個人覺得很有趣，因為在中醫認為理所當然的分類，卻是現代科學未知的學問。

　　或許讀者會質疑說：「因為它不存在，所以科學沒發現。」

　　這是我認為最好玩的部分，因為用這個理論治病，有時不止有效，甚至於快到連我們醫者都很驚訝。

無心傷害健康的行為

是指在日常生活中「不利於懷孕的行為」，一些不經意的行為，會影響：排出成熟的卵、適當的子 頸黏液、正常蠕動能力通暢的生殖道、活動力佳且足量的精蟲、高品質的房事、適當的子宮環境提供受精卵著床、及有各如其分的生殖荷爾蒙分泌。

這些所謂的無心傷害健康的行為，包含了現代醫學具實研究的證據，也包含了傳統中醫學的見解，及個人臨床主觀的看法。當然部分建議，需改變不孕婦女，平日習以為常的作習、喜好及飲食，的確會令很多初次看我門診的不孕婦女，無法立刻接受，或甘心去執行。

我只能說，這是我摸索了多年現階段主觀的看法，也許不是全部都對，也可能以後會再修正，不過，若相信我的專業，就還請暫時盡量去配合，在很多情形，不孕婦女會發現，她的身體在變化，體質在改變了。

避免久坐：

有研究指出與每天坐三小時的女性相比，每天坐六小時的女性，更早死於各種疾病的風險要高 37%。久坐的婦女，也有

比較高的不孕風險，這可能與久坐不動，消耗能量少，易導致體重增加，就逐漸形成中醫的「肥人多痰」的「痰」證。

久坐之害，會影響代謝功能、兩腿肌肉的僵硬、身體各種激素的正常分泌，就逐漸形成中醫的「腎陽衰微」及「中氣下陷」等證。每天久坐的婦女，容易導致下肢血液循環不好，加上喝水不足，血液偏濃稠，且流速偏慢，就很容易發生靜脈血栓，也就是中醫所稱的「血瘀」、「氣滯」等證。

久坐的婦女，逐漸形成骨盆、腰等關節「廢用性」萎縮退化，而有骨盆歪斜，腰椎間板突出或滑脫等問題產生，除了平素為筋骨痠、麻、疼痛所苦，也容易減低房事的意願及愉悅感。即便是幸運懷孕，懷孕期間，腰痛無法平躺安睡。懷孕末期，下肢、痔瘡腫脹，坐立難安，或生產時，無法以跨坐的姿勢，上產台自然生產等。

骨盆腔內相關的器官，如子宮、卵巢、膀胱、大腸、直腸等，也常因為血液循環不好，很容易發生機能的失衡或障礙。而且這種現象，我認為頗為嚴重，不孕的婦女，若有長期便秘，膀胱無力，常頻尿或夜間睡眠間需起床小便者，皆有很高的機會，是因為久坐，骨盆腔內相關的膀胱、大腸、直腸等器官，出現「血瘀」、「氣虛」或「氣滯」等證的結果。

想想，緊鄰的子宮、卵巢的機能會好嗎？卵巢不排卵、排卵品質不良、月經不規則、痛經等，直間接影響不孕的症狀，

也因此常伴隨產生。我看婦科、產科疾病多年，從月經病、白帶、不孕、難產到產後諸病，與此不利的健康行為關係密切。

因此，給我看過病的不孕症婦女，大概都知道，第一個功課，也可能是最重要的功課，就是避免久坐，並且積極強化下肢、骨盆的血液循環。

避免感染：

無論是急性子宮、輸卵管或慢性反覆不癒白帶，都是懷孕一個很大的絆腳石，但要如何避免感染呢？

◆ 必須注意經期的衛生：
有研究顯示婦女月經期間，體內白血球數量較低，抵抗力也比較差，因此，這段期間，尤其應注意不要受到感染，可能不利的行為包括：性行為、不當或過度清洗、對衛生棉材質過敏等。
在月經期間容易有感冒、或頭痛症狀的婦女，表示有「表陽虛」或「風邪殘存」的體質，皆為容易感染的指標症狀，建議找中醫調調體質。

◆ 衛生棉墊的使用：
很多婦女常犯的不利健康行為，就是經常使用衛生棉墊。

在平日沒什麼分泌物，也墊，感覺似乎比較乾爽。要知道有一種黴菌叫做「白色念珠菌」，它存在於我們的外陰部，正常時候它們的量是不會引起發炎的，可是當不通風、潮濕的環境時，常會大量滋生而引發感染。這些的行為是必須注意的：

1、一片棉墊用到底，有些婦女在生理期後期量少時，常一片棉墊用一整天忘了更換，這時經血加上身體的熱度所產生的是一個濕熱而適合黴菌大量繁殖的地方，而生理期間免疫力本來就比較低落，這時很容易因為沒有更換棉墊而感染，因此要記得：即使量少，也要定時更換衛生棉。

2、護墊不可以天天使用，尤其在天氣炎熱時，護墊所造成的悶濕環境反而會引發不必要的感染。

3、避免穿著緊身、或不吸汗的衣褲、或長時間穿著游泳衣，這些人都比較容易感染，一旦感染後也比較容易反覆不癒。

4、避免濫服抗生素，抗生素會使陰道內細菌共生的局面失去平衡，而比較容易感染。

5、保持陰道的酸鹼平衡，正常的酸鹼值為 Ph4.0，而止汗劑、香料、肥皂、陰道塞劑均會影響正常的 Ph 值，而使陰道正常菌叢不平衡增生。一般而言，灌

洗不是必要的，只要每日沐浴和大小便後，外陰適
當的清潔即可，因為陰道過度的灌洗反而會破壞陰
道正常菌叢而增加感染的機會。

6、灌洗劑、潤滑劑，對精蟲都不利，因此不孕婦女應
避免使用。

7、對於暫不想生育的夫婦，應選擇有效的避孕措施，
否則因避孕失敗，多次人工流產，容易致子宮內膜
受損，及生殖器官炎症，而增加繼發不孕的機率。

8、單純的性伴侶，絕對可以減少因為性行為導致傳染
途徑的感染。

9、若非為了特殊便利身體於經期間，必需從事某些活
動的理由，不建議使用棉條，宜用護墊，較為透
氣、通風。

一些不孕症婦女，對於反覆感染的症狀，感到無奈及困
擾，也很冤枉的認為，上述的注意事項，也都有做到，性伴侶
也單純的只有先生而已，甚至於懷疑先生有不檢的行為，但從
中醫的角度看，還有些不利反覆感染的健康行為沒做到，因
此，常令自己處在反覆感染的半健康狀態，而無法懷孕。

對於這群不孕症婦女，第一個要求：就是積極強化骨盆的
血液循環！

因為，一定要喚起身體的自癒系統，唯有加速骨盆的血液循環，才能將身體的護衛隊正規軍，召喚到陰道、子宮頸、子宮及骨盆腔，進而殲滅霸佔局部的外來軍團。

　　增強血液循環為第一要務，那麼不利血液循環的健康行為就要避免：

1、是少吃「冰」。

2、少吃「生冷」。

3、動物奶：泛指一般牛、羊奶粉及鮮奶。

4、辛辣油炸的食物。

少吃「冰」：因為冰屬性為寒，吃到體內，會損傷腸胃及身
　　　　　　體的陽氣，使得五臟六腑的機能減退，過量的
　　　　　　冰冷，會使血脈凝阻，不利於喚醒身體的自癒
　　　　　　系統。

少吃「生冷」：道理與冰的損傷陽氣，使血脈凝阻相同。
　　　　　　　只是在我解釋什麼是生冷時，不孕症婦女第
　　　　　　　一次聽到，都很驚訝：「所有的水果，都是
　　　　　　　生冷的，都沒有煮過，都不可以吃？」沒錯，
　　　　　　　沒聽錯，不但受孕前不適合吃，在懷孕後到
　　　　　　　十二週間，水果對於有些脾腎陽虛體質的婦
　　　　　　　女，仍有流產的威脅。

動物奶：泛指一般牛、羊奶粉及鮮奶。因為奶類生痰，生

濕，對於東方女性，喝奶會脹氣，可說是絕對禁忌，因為身體都告訴妳不適合，不舒服了，為何還要喝呢？

中醫講究「胃以喜為補」，胃若不喜的食物，不用問中醫師可不可以吃，要傾聽身體的表達及訊息。若平日，喉嚨容易有異物感，好像有痰的感覺，講話前要清喉嚨的不孕症婦女，亦不適合喝奶。

喝奶不但喉嚨容易有異物感的症狀，不容易好，喝奶所生的痰的濕屬性，容易助長局部的外來軍團，令其不容易被殲滅。至於動物奶的異類蛋白，不利於部分免疫性不孕，當然這樣體質的婦女，是不適合喝奶的。

辛辣油炸的食物：有些反覆感染的體質，發展為「血熱」的證型，辛辣油炸的食物，會助長「血熱」感染的燎原之勢，加重「肝血不藏」、「傷津耗液」的病情，使局部感染的組織和器官，如一片焦土般的表現出「陰虛熱極」的桃紅色。

避免抽菸或吸二手菸：

有研究指出每天抽 15 根菸，會顯著下降受孕率！

在我看，菸吸進去體內，就像一股乾燥高溫的焚風，掃過濕潤具纖毛擺動的氣管，破壞正常的肺功能，最糟的是肺泡交換氧氣、二氧化碳的濕潤及微細血管循環的環境，嚴重受損，體內各組織帶氧量減少，我認為是一個非常不利於受孕的結果。

中醫非常重視肺的功能和機能，「肺」主一身之氣，在本書很多章節都會提到「氣」的相關病態與不孕的關係，因此「肺」吸入氧氣的能力下降，直接影響到身體健康，及導致無法成功的受孕。

我每次望診菸抽多的不孕症婦女，其皮膚都比較缺乏亮麗的光澤，形態容貌偏憔悴，唇色暗沈，因為中醫診斷學，告訴我們「肺主皮毛」，因此我從外表的資料，判斷肺的狀態，考量體內「氣」的足與不足，是中醫一看就要診病的特色。

我對於暫時戒不了菸的不孕症婦女，第一個要求就是減少一天抽菸的量，最好只剩飯後一根的量；另外，一定要強化心肺功能的活動，這一點特別重要，中醫認為「氣為血之帥」，「氣」足了，才能帶領體內的血液循環，正常運作，而且，耗氣的行為就要避免！

避免耗氣的行為：

由於人是自然界的一分子，我就用太陽的一天為例子吧！

中醫內經《百病始生》篇說：「故陽氣者，一日而主外，平旦人氣生，日中而陽氣隆，日西而陽氣已虛，氣門乃閉。」

日出時，太陽釋出能量，照亮或溫暖大地，如同我們一早醒來，眼睛睜開，開始將一夜休養生息的氣，逐漸釋放出來。中午，日正當中，太陽熱極，代表著人一天發揮、體力、腦力的活動、釋出的氣，已到了極致。傍晚，太陽熱力下降，意味著人一天所有要發揮的體力、腦力活動，應開始減少、下降了。

在傍晚陽氣收斂之際，要減少活動，以避免因過度活動，影響陽氣閉藏而出現失調與虛弱的現象。當然，到了夜暮低垂，陽氣潛藏內斂，人也要日入而息，因此，養生要按照自然界的陰陽消長變化來調節起居活動，以保持陽氣的充沛及正常的消長節律。

另外，我們提到女性受孕率，隨年齡下降的現象，也一樣可以用太陽的一天，來說明人一生「氣」的消長變化：

小孩子，中醫認為這個階段為「純陽」，似乎有用不完的精力及體力，「氣」非常足，而且需要消耗掉，才不會生病。

多數稟賦的人，到了 28–30 歲之間，「氣」約略是一生中的日正當中。

往後到「四十而視茫茫、髮蒼蒼、齒牙動搖」十年中，氣已逐漸在衰弱了，只是人不自覺。當「氣」消退到了一定的程度了，才於四十歲時，驚然發現，精力明顯不如從前，筋骨也痠痛了，皺紋、白髮等都似乎迫不及待的一直跑出來了，在此「氣」要收斂、潛藏之際，當然，受孕的能力，就大打折扣了。

　　當我們的作息，沒有順應自然法則時，我們已經在消耗我們的「氣」了，對於「氣」足而容易恢復的人，或許感受其不利健康的反應，沒那麼強烈；但對於一位「氣」或許沒那麼夠的三十五歲以上的不孕婦女，尤其請注重，不要再輕易犯了消耗「氣」的不利健康的行為。

　　不孕的婦女，從眼睛睜開，開始活動，氣就逐漸釋出、減少外，一個常犯耗氣的行為，就是講話，真的都不能講話嗎？那工作怎麼辦？不孕症婦女不要太擔心，沒有那麼誇張啦！

　　《西遊記》裏有句話：「口開神氣散，舌動是非生」，很能代表我現在想要表達的意思，中醫指出人的生命活動是以神（意識）作主宰的，講話就動心耗氣。正常作息中，講話是難以避免的必要社交、工作行為；但若除此之外，聊是非，言不及義等太多的談話，的確是耗氣不利健康的行為。

　　有些需要用講話的工作，如職業是老師的不孕婦女，有時會感覺到上午連續講解四節課後，聲帶好像都變沙啞了，耳朵甚至於會被蓋住或耳鳴的症狀，下午就覺得很累，若下班，一回到家，需躺著小睡一下，才能燒飯煮菜做家事等，光這幾個

問項，我認為已經可以明確診斷一些證型了。

　　耳為精竅，口為氣竅，因此連續四節課後，聲帶變啞，覺得很累，需躺著小睡一下，才能燒飯煮菜做家事等，代表「氣」消耗過度，而且代償不過來，可能有肺氣不足，脾失健運，中氣下陷等證型。

　　耳朵會被蓋住或耳鳴的症狀，代表「氣」的消耗過度，連運用「精」也代償不過來，意思是，這位不孕症老師，「氣」不足的情形，已一段時間，無法恢復。這期間身體用「精」來代償，不過現在連「精」也耗弱了。

　　這位來看不孕的婦女在 30–40 歲間，不自覺「氣」已逐漸在衰弱的現象，又不特別注重不利健康的行為，則身體會向我們的中央銀行（奇經八脈，精，神等）借錢，但又沒有良好的還款規劃，於是時間久了，不只是中央銀行的錢，連國庫也掏空到無法再支應，不利健康行為的無度揮霍，終於國家外債高築，面臨破產的命運。

　　而不孕婦女在此狀態下，不但花費不貲，時間也消耗很多，但總無法成功受孕，而且發現身體機能快速老化，是一樣的道理。

避免傷神的行為：

我在陽明大學開課，講到這一段，醫學生們都很興奮，說他們可以理直氣壯的，去要求其他老師，少出些功課，因為晚上唸書，動腦，用眼注視電腦螢幕等，中醫老師說，會耗神，是不利健康的行為。

道家《養真集》提到：「人有三寶，為精、氣、神，老來之精惟恐竭，精竭則死。老來之氣惟恐泄，氣泄則死。老來之神惟恐離，神離則死。」與中醫精氣神的看法是一致的。

最好不孕婦女的精氣神三寶經常充盈，不但養身，常保年輕美麗，懷孕生子，當然不是問題，重點是，好生易養，子賢女孝，可能是每一對不孕夫妻，在殷殷求子路上，一個不常被討論的期待吧！

魏伯陽在《周易參同契》中指出：「耳乃精竅，目乃神竅，口乃氣竅。」是說人體的精氣神各開一竅，精的竅是耳，如果逐於聲，那麼精就隨著聽外界各種聲音而消耗，耳根清淨，少聽一些不需要聽的事，則精聚於內而不外放。

氣的竅是口，不孕婦女若多言語，氣就從說話中散失，而不能固守於體內。

神的竅是眼睛，不孕婦女過度用眼，比如盯著電腦看、一天用眼工作勞累之餘，再看電視等，神就耗散於其中。不孕婦

女的神是否耗散，很容易由幾個症狀來判斷，比如說，記憶力明顯減退，注意力無法集中，常心虛、心悸，易受驚嚇，一遇有事，不由來的就一直緊張起來等症，發生比以前多時，表示神已耗弱，而此時往往氣與精也已耗弱多時了！

避免泄精的行為：

精的定義，大致上，可分為先天的精及後天的精，分為實質的精及抽象的精。

人都有先天的體質，有的人一輩子不生病，即使生病，也是小病，喝個水，睡個覺就恢復了；有的人不然，經常生病，每次生病，都拖很久不易痊癒。不孕婦女不用為了是前者或後者而苦惱，因為那是父母給的，不能改變的。但無論前者或後者，只要常犯不利的健康行為，先天精強的體質，也照樣生不出來，反倒是，大部分，有常常注重保養後天精的不孕婦女，在生小孩。

宋代理學大家陸九淵的話說：「精能生氣、氣能生神，……。養生的人，首先要保精，精滿氣就壯，……很少生病……皮膚潤澤，面色有光彩，耳聰目明……。」

抽象精的耗散，往往與諸多慾望相關，最嚴重的慾望，可能是殷殷求子熱切的期盼，這本也是人之常情，但過之，則反而嚴重的傷害或阻礙了，成功懷孕的機會及目的。往往這群不

孕婦女都比較追求完美型的。

最常見的是，在門診中，把這本書所提到的狀況，逐一釐清說給病人聽，看完診，我還聚焦在想，剛才的每一句話時，剛離開門診的病人又回頭問：「為什麼要如此做，別的不孕症專家或中醫師看法不同耶？」

給了她很滿意答覆後，離開門診不久，她又再回診間問：「我的體質偏寒，你說水果不能吃，如果吃到一些蘿蔔有沒有關係？」

當然有一有二就會有三，病人三度折回診間繼續追問：「老人家說，這帖藥吃了很有效，你要不要也看一看？」

實際上，她現在出去後，待會兒，可能還會再進來問。姑且不論我有沒有全部的答案，這位不孕症婦女，或許不知道，我已經交代完的這些功課，是最重要的，而剩下我最關心的是：

必須努力執行我交代的功課、及充分配合治療，在身體有所變化、改善之後，才會有進一步決定：是要延續原來的治療計劃？或是再訂一個需修正、新的、治療處方或療法？

行醫超過 24 年，我對於所謂治療不孕症名醫的定義是：

治療不孕症名醫，無非就是要在各種現實的盤算下，擬出一個針對個人，客製化的治療策略，幫助前來求醫的朋友，能達到較高的成功受孕結果。

如果，如我上述病人的例子，什麼也還沒做，就一直圍繞著一些問題窮究，是不會有很好結果的。而糟糕的是，這很耗精，一直鑽牛角尖、不跳脫出來，連氣跟神，也接著耗弱。記得我常譬喻的一句話：「年輕時，一不小心就懷孕；有點年紀後，很小心都不容易懷孕。」不管年齡多大或小，萬事俱足了，就讓懷孕在不小心中，翩然而來，不是很好嗎？

　　一堆的例子告訴我們，不斷試管失敗的個案，不少的情形是：絕望了，不想生了，放棄了，過了三個月、半年，竟然「奇蹟」的懷孕生子了；或由於先前連續二、三次的試管療程都失敗，醫生說先休息一、二個週期再做，結果期間懷孕了。是「奇蹟」嗎？

　　還是自己太關心，強烈到影響受孕的環境，強烈到用試管創造理想荷爾蒙、內膜等環境，也無法受孕？真的，不要這麼緊張，不要弄得先生、親人、工作同事，大家都緊張兮兮的，那種莫名的壓力，這種強烈的負向思考、負向能量，連周遭的人，都可能感到不舒服，都可能會多死掉好幾萬個細胞。

　　想想，不足夠細胞的受精卵，能順利登陸、著床、正常發育嗎？

　　我個人覺得，非常可惜，有些不孕症婦女，一旦陷在「迷」中，坦白說，我目前也尚未想出更好開導的方法，讓她們「頓悟」！

　　《秘本種子金丹》云：「產育由於氣血，氣血由於情懷，情

懷不暢則衝任受傷，衝任受傷則胎孕不受」，所以對不孕症患者，實在應注意情志的調治。臨床上常見久婚不孕的患者，盼子心切，屢屢更醫更藥，卻不能如願，往往心情的焦慮抑鬱，這些精神因素經常影響排卵功能，亦可能導致月經的不調，而造成不孕。

實質的精，或許這部分大家比較容易理解：在男生，大致上可泛指精子數目、活動力、正常形態數等不足、無精子症、陽痿、早洩或沒性興等。在女生，則泛指行房疼痛、房事後腹部疼痛、倦怠、陰道發炎及性趣缺缺等。

古籍記載指出：「由於行房會洩腎之精，而腎為肝之母，母既洩精，不能分潤以養其子，則木燥乏水而火且暗動以爍精，則腎愈虛矣，最終腎精空乏，無力以濟。」這段話意思是指：

一行房則表現出倦怠而臥，無法受孕，即便是偶爾有受孕，也很容易流產，並且此陰虛火旺體質會逼乾先生之腎精，因此不但不能受孕，且對夫妻雙方健康都有不利的影響。

在臨床上，遇到這類病案，應積極節慾三個月，讓雙方身體有一段休生養息的時間，才能精滿血足而有子。因此常常行房，有時對懷孕這件事，非但沒有幫助，有時還會扣分！

古籍又指出：「神聚則氣聚，氣聚則精聚」。行房會洩精，當然，也減損一些神和氣，但人體的奧妙，在生殖的設計，本

來就在消耗，本來就在排出，本來就在泄精，無論是每個月的排卵，子宮內膜的增厚再剝落，排出經血，或排卵期，排出黏絲狀、蛋清似的分泌物等，這是常態，是為了要繁衍下一代，所做準備所必要的成本、支出或開銷。

而房事，更是短時間將身體內各系統、器官可動用的資金匯集，集中火力，對決定要繁衍下一代這件事，所做的重大投資，每次，對身體而言，都所費不貲。不管每一次所費不貲的投資，是否白忙一場，我們的腦袋，是不會那麼理性的斤斤計較。

因為，都至少有飄飄欲仙的快感，吸引身體不惜對下一次繼續做投資，所以，動物界發情，並非理智精算日子，為了生小孩所發生的，當人類理性的專注在算日子，排行事曆等行為時，已經偏離了，身體為了追求「飄飄欲仙的快感」或「熱切愛對方到想要辦那個事」等感覺時，也就愈偏離了，本來就該受孕，或不小心就懷孕的自然結果了。

既然是大自然法則，避免或改變它，反而有違正常生理，太頻繁，固然不好，太少，也不利於懷孕。不過，要知道，若一位不孕婦女，因為各種不利的健康行為，而耗氣、傷神的話，則會造成精不易聚，精在生殖系統聚不足的結果，就表現出行房疼痛、房事後腹部疼痛、倦怠、陰道發炎及性趣缺缺等不堪一泄的結果，意思是說，當有這些症狀發生時，一定要花些時間，用中醫補髓填精等方法，調理為宜。

避免過度思慮的行為：

中醫基礎理論定義：「脾主思」，意思是說，若過度思考、使用腦力，則會「憂思傷脾」，我們知道「脾為後天之本」，因此這麼重要的本錢，被損害了，則體質會變差，自然就不易受孕了。

人，因為能思考，有智力，而享受現代科技，成為萬物之長，但，若到了夜暮低垂，陽氣潛藏內斂，人腦也要跟著日入而息之時，仍然竭精思索，計劃未來如何成功，憂慮明天如何預防失敗，則為過度思慮的不健康行為。

我對於事事要求完美的不孕症婦女或先生，很常的一個衛教就是：

明天的事，請記在筆記本上，不要記在腦袋裡，不要在心中盤算！

「不要在夜暮低垂了，還抱著電腦，像在抱愛人！」這個衛教，沒有說的背後意義是，夜暮低垂了，可以開始營造氣氛了，為了追求「飄飄欲仙的快感」及愛先生或愛太太愛到熱切的想要辦那個事的感覺，做準備了！

既然，是身體這麼重大的投資，就讓「心」跟「靈」也到

位吧，充分享受，大自然為引誘物種繁殖的特殊設計吧！讓濃濃的愛意，可以佈滿全身，幸福的感覺可以延續好多天，這，才是成功受孕的重要關鍵。

如果，這房事，辦到覺得很累，辦到不好玩，辦到沒有熱切期待，辦到好像在做功課，那就是不利健康的行為，因為前者的泄精，對夫妻雙方身體有益、有補，後者的泄精，對雙方的身體都是有害的、有損的，不如不辦！

避免「環境荷爾蒙」的危害：

不孕症是全球公共衛生政策的重要議題，是時代的綜合併發症，人工生殖技術的進步及中醫藥療法的靈活整合，雖然解決了很多不孕夫婦的問題，但尚有很多盲點需要克服。所以應該從可能會造成不孕的潛在危險因素，早期發現及預防，避免後遺症產生，影響將來的生育能力。

但在我們日常生活週遭，有許多潛藏的因素，會影響到人類的生殖，如環境荷爾蒙、建材、及一些食品等。「不利於懷孕的行為」環境荷爾蒙，是泛指被稱為「環境來的內分泌干擾物質」的一些人工合成化學物質，英文叫 Endocrine Disrupting Chemicals。

環境荷爾蒙作用機轉：一些人造的化學物質所造成的環境污染後，透過食物鏈再回到我們身體（或其他生物體內），之後會干擾身體內荷爾蒙的合成、分泌、輸送、結合、作用或排除

等功能。

　　比方它可以模擬我們體內荷爾蒙的作用，而影響我們體內各種生理調節機能，如模擬女性動情激素，改變體內分泌荷爾蒙的濃度、改變體內分泌荷爾蒙活性物的濃度，而讓生育能力改變，或者是經由食物鏈母親所攝取到的環境荷爾蒙，而影響下一代的生殖能力。

　　因此，有些不孕症的問題，可能是不孕婦女不自知的，長期暴露在環境荷爾蒙所造成的結果，這部分幾乎沒有有效的療法。所以在此說明，期望減少繼續不自知的暴露，而導致影響中西醫整合的療法，達到更好的成功受孕率。

　　提供被環境荷爾蒙影響的可能生殖能力及結果，或許可解釋一部分，老是不成功，卻又不知道原因的不孕吧！

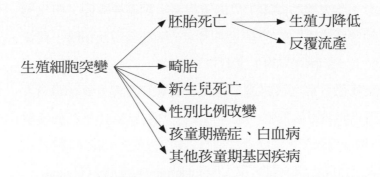

生殖細胞突變 →
- 胚胎死亡 → 生殖力降低 / 反覆流產
- 畸胎
- 新生兒死亡
- 性別比例改變
- 孩童期癌症、白血病
- 其他孩童期基因疾病

　　受環境荷爾蒙影響的不孕夫妻，潛在的健康風險：

　　對不孕先生精子的影響：精子數減少、精子活動率降低、精子畸形率增加。

對不孕太太子宮的影響：子宮內膜症、不孕症。

對不孕夫妻引發的癌症：睪丸癌、前列腺癌、乳癌、子宮體癌、卵巢癌。

引發不孕夫妻的免疫異常：自我免疫疾病、過敏。

目前已知的環境荷爾蒙約有七十種，其中四十餘種為農藥（除草劑、殺蟲劑、殺菌劑），其他包括有機氯化物（戴奧辛、PCB、DDT 等）、重金屬（鉛、汞、有機錫）、清潔劑原料、塑膠原料。簡單將其分成四大類：

一、藥物：人造動情激素（DES）。

二、農藥：DDT、其他有機氯農藥、二溴氯丙烷（Dibromo chloropropane, DBCP，會抑制精蟲活動，影響懷孕過程。）、其他農藥。

三、工業產品：多氯聯苯（PCBs）、有機錫（Organic Tin）、塑膠之塑化劑、清潔劑。

四、環境污染物：戴奧辛、苯比林、鉛、汞、鎘（也被懷疑是環境荷爾蒙）。

要完全避免環境荷爾蒙是個不可能的事，因為它們隨著過去近百年來工業界的製造、人類的使用與排放、丟棄，在周遭的生活環境中已是無所不在。以農藥 DDT 為例，在我小時候的台灣，台灣與 WHO 共同簽訂為期四年的「瘧疾與蚊蟲控制計劃」（從 1952–1956 年），DDT（Dichloro-Diphenyl-Trichloroethane）的殺蟲

的廣效（什麼蟲都可以殺）與長效（一次噴灑一年有效），台灣與美國都大量廣泛的使用，不但噴灑在農田裡，噴灑在牧場裡，也噴灑在家戶中。

於是我們全暴露在這半衰期長，不易分解的環境荷爾蒙，蓄積在我們的肝臟或母親的乳汁中及環境中，1962 年美國的 Rachel Carson 出版「寂靜的春天」，指出 DDT 的濫用，會引發生態浩劫，而世界各國也陸續禁用，但對於不孕婦女，是否也是「寂靜的春天」，則不得而知了！

看到這裡，好像無法改變的事實，不過，至少希望，對一直執著的不孕婦女，給一個理由。有時，人，也要有點相信命中註定這件事，開闊心胸，不要自怨自艾。在追求懷孕生子的過程中，不要遺漏了，人生中，還有許多可貴的事務及情感，一樣需要我們費心去耕耘及灌溉！

下面談到的，是我們仍可以掌握的改變，來避免日常生活周遭，較易接觸到的包含環境荷爾蒙污染物：

1. 塑膠奶瓶、兒童餐具（俗稱美耐皿）、透明的塑膠嬰兒奶瓶：

   材質多半為聚碳酸酯（polycarbonate），其原料中含有雙酚甲烷（bisphenol-A），酚甲烷是已被確認的環境荷爾蒙。在注入熱水時雙酚甲烷會融入水中。許多有卡通圖案的塑膠兒童餐具，也可能使用聚碳酸酯的材質，而使用較久的塑膠碗會溶出較多量的雙酚甲烷到食物中。

2. 保麗龍碗麵、杯麵、咖啡杯攤販、自助餐店、速食店的熱飲杯（裝湯、茶、咖啡）、泡麵的碗麵及杯麵：

絕大多數都使用聚苯乙烯（polystyrene）的塑膠容器，國人稱為保麗龍。

保麗龍是全球環保界的頭痛產品，其原料單體叫苯乙烯，是已知致癌物，且製造過程所添加的塑化劑alkylphenol【鄰苯二甲酸酯類（Phthalate esters）】也是會干擾內分泌的環境荷爾蒙，二者在使用過程很容易溶出到食物中。

盡量少用所有塑膠類製品，少用塑膠盛裝或微波食物，尤其是 PVC 塑膠袋或保鮮膜，儘量以 PE 製品取代（PE是硬塑膠，較不易溶出有毒單體）。

3. 部分塑化劑成分：

則被用來做化妝品和香水的「定香劑」，指甲油中也有類似成分。

保鮮膜接觸到油性食品，或用微波爐加熱時，會溶出塑化劑。

4. 多數的化妝品、卸妝用清潔用品：

含有機類的環境荷爾蒙：壬基苯酚乙烯（一種非離子介面活性劑）、鄰苯二甲酸（phthalates）、烷基酚（alkylphenol）。

5. 戴奧辛（Polychlorinated dibenzo-p-dioxins, Dioxins）：

為影響人類最深的環境荷爾蒙，它具有生殖毒性。對雄

性而言：精子數目減少、雄性激素含量降低、睪丸與其他生殖器官重量改變、睪丸形態改變、生殖能力降低。對雌性而言，生理週期荷爾蒙不正常變動、新生兒體重降低、生殖能力降低。戴奧辛來源還有廢棄物焚化爐、交通運輸排出的廢氣及香菸的煙霧等。

環境荷爾蒙，對不孕的傷害：

施工材料中常用的黏著劑與溶劑，往往含有甲醛、苯之類及揮發性有機物（VOC）的有毒化學物質，而這些有毒物質將會在 3–15 年內慢慢的釋放出來並危害健康，會引起生殖功能障礙，月經紊亂，嚴重者甚至造成不孕或胎兒變畸形等。

第二章

基礎體溫看體質

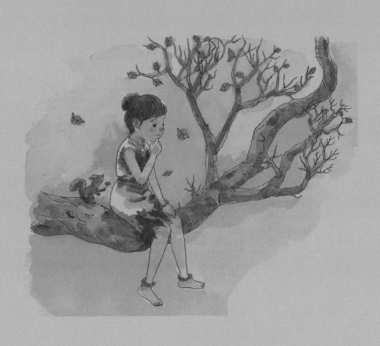

常見的錯誤運用，是想用基礎體溫抓排卵期，這不是個理想的方法！

　　因為只有體溫已經高溫了，不孕婦女才知道排卵了。

　　如果此時，再趕快聯絡、安排找時間與先生在一起，一來因為已經排卵了，相較於排卵前夕的時間點，差！

　　二來，這是很沒有情趣的約會，對於比較敏感或感性的先生，有時、會因為只是為了生小孩的性行為，發生精蟲數量不足，活動力不夠、甚至於無法勃起進行房事等現象。

中醫看體溫的曲線

基礎體溫屬於「生理時鐘」的一種，稱為「生物鐘」(bioclock)。

什麼是「生理時鐘」？

簡單地說，就是存於人體體內的生理規律。正常情況下，這種天然的生理規律如同時鐘般地運行著，它是人體內的各器官和種種功能，透著複雜的荷爾蒙內分泌（Endocrines）、免疫細胞、神經系統等，協調一致的結果。

人由一個受精卵，逐步分裂、分化成可能超過 500 兆（萬個億為兆）個細胞，不可思議的是，竟還能共同譜出一完整的內部規律，以因應日常之所需及支配人的行為，因此，在認識基礎體溫之前，先談談「生理時鐘」的規律及原則，會更容易了解中醫的觀點。

「生理時鐘」是相對於自然界、或外界而變化的，「生理時鐘」會隨著人生存的需要而有所調整。在農業時代，靠天吃飯，人們非常景仰、遵從、順服的接受大自然規律，由於晚上沒有電燈、電腦及手機，於是發展出「日出而作，日入而息」這種最適合人類生存的模式。

因此中醫內經《百病始生》篇說：「故陽氣者，一日而主外，平旦人氣生，日中而陽氣隆，日西而陽氣已虛，氣門乃閉。」用

太陽的一天為例子，說明了人的生理時鐘與天地同步，違背了自然界陰陽消長的變化，則為百病叢生的開始。

現代科技進步，有很多二十四小時無休的工作，迫使女性朋友跟著改變日常生活的作息，譬如有需要輪職加班的、有需要跨越時區工作的，到了深夜才有空外出看場電影、或熬夜動腦唸書、趕企劃案、寫作、撐到沒什麼節目可看才關電視睡覺等等，這些並非絕對禁忌，端視個人的「生理時鐘」有沒有被干擾而亂掉，而影響了健康。

女性最簡單的判斷，就是月經，月經是否大致上固定時間來？

如果是，表示身體的代償很好，二十四小時無休的工作型態或休閒方式，尚不影響或未影響到婦女的「生理時鐘」；但如果月經已由規則，表現出不規則時，是表示身體已無法代償了，沒日沒夜的工作形態或休閒方式，需考慮調整。

在我看，造物者對女性有特別的寵愛，設計了月經這個「生理時鐘」，讓女性有機會早期發現身體內部的病變，及早診斷及早治療，所以婦女們，尤其應該重視月經所要表達的身體內部各種語言。

中醫看月經，常從月經時間的準與不準、量的多寡、痛的有無、經血的顏色、血塊的有無等，在判斷、歸類後，提出診治的原則及方向。這部分，將在下一節，判斷不孕婦女體質再作詳述。

這一節先只針對大致上月經並沒有太大不適，但卻可以用現代工具，來測量月經所欲表達的另一種語言，和傳統中醫辨證斷病，非常不同的「婦女基礎體溫」，這又可以從宏觀的月經「生理時鐘」，更細微的去看其間的變化。

人的核心體溫（core body temperature），是恒定約在 37 度 C 的溫度而生存的，不過身體各部位的溫度會略有差別：

皮膚的溫度通常比體內的溫度大約低 3 到 4℃。

肛門的溫度也比口腔的溫度（約比核心體溫低0.25℃）高1℃。

為何進化至此？仍是個謎，但可以理解的是，若要保持恒溫，需要複雜的腦子對身體進行精密控制。我們各種活動的新陳代謝，都從體內產生熱，而且面對外在環境，比如下午的最低溫度，比在夜間最低的時候，溫度高出將近一度；雨天和晴天、颱風和暴風雨溫度的變化等等，讓我們身體絕對需要有很精巧的機制，來幫助保持恒定的體溫。

我們的體溫大多數情況下，保持在正常範圍之內的調節機制，是由腦部深處的一個系統所控制，叫做「下視丘」。下視丘的前部有感溫細胞，能偵測到血液的溫度、以及皮下感覺神經纖維傳來的溫度訊息，並與預設點（set point）相比。

若高於預設點就開啟身體的散熱系統，包括皮下血管擴張，動靜脈間短路關閉，出汗等，同時也會刺激尋找行為方面的解決辦法，如補充喝水等。相反地，若低於預設點，那麼身體就必須進行保持體溫的工作，包括血管收縮、豎毛肌豎立起

來、開啟動靜脈間短路以及肌肉顫動，行為方面如加穿衣服等。

「下視丘」為交感神經及副交感神經的最高中樞，調控腦下垂體分泌多種激素，再經由激素來調節內臟的生理功能；經由腦幹，使交感神經或副交感神經產生神經衝動，以調節內臟的各種機能。

婦女生育與「下視丘」，也有極密切的關係，自律神經系統、在交感與副交感神經系統之間保持平衡，其中體溫的調節，大部分受到交感神經的調控。白天主要是交感神經的活動，呼吸和心臟機能都非常活躍，體溫和血壓較高，完全是為了白天的活動做好必要的準備動作。

到了晚上，則由副交感神經發揮作用，心臟的跳動和呼吸頻率都減少了，體溫和血壓也稍下降，為休息或睡眠做好準備。因此可以了解了，為什麼，基礎體溫的測量，要在連續不間斷的睡眠達 6–8 個小時以上，因為：

清晨由熟睡中醒來，尚未運動、進食前所測得的體溫，稱為基礎體溫，也是在一個程度上，代表當時不孕婦女最接近的核心體溫。

一般而言，高溫期應該會超過 12 天才算是正常的卵巢功能。如果高溫期在 11 天以下，有可能是黃體功能不足（Luteal Phase Deficiency）。

體溫就是體溫，那又為什麼要取個基礎體溫的名字呢？因為，女性有特殊的荷爾蒙周期性的變化，而且可以由體溫測量，得到與荷爾蒙周期性同步的變化，那真是一大福音，因為婦女可以由此身體語言，得到傳統中醫師診病時，所沒有的身體訊息。

　　基礎體溫傳達了婦女在排卵之後，黃體素（Progesterone）上升，當黃體素上升超過 4ng/ml 時，會刺激下視丘的體溫調節中樞，釋放出正腎上腺素使體溫升高 0.3℃－0.5℃，高溫期會維持到黃體素的濃度下降，月經來潮為止的訊息。

　　婦女基礎體溫表的應用，就是藉由偵測黃體素這種升高體溫的作用，來判斷排卵是否發生，因為只有經過排卵，才會有黃體素升高的現象。同時，黃體期的長短，可以用來評估卵巢的功能。

　　雖然，傳統中醫古籍，並沒有基礎體溫的觀念及知識，但現代中醫師很快的將這個現代生理學的發現，融入中醫診病時的辨證論治，發展出了一套中西醫整合的理論，並普遍的臨床，成為中醫師治療不孕婦女的重要指導原則。

　　因此，建議不孕婦女一定要量基礎體溫，因為，沒有比這個更便宜，又可以得到其他昂貴檢查，不見得可以得到的資訊，而中醫師又可以從這裡判斷妳的體質，真是好處多多！

基礎體溫的原理

女性月經週期，以月經見紅第一天為週期的開始，週期的長短因人而異，約為 21–35 天不等，平均約為 28 天，其中又以排卵日為分隔，分為排卵前的濾泡期，與排卵後的黃體期。濾泡期長短不一定，但黃體期固定約為 14 天上下兩天。

排卵後次日，因卵巢形成黃體，分泌黃體素會使體溫上升，而呈現高低兩相的變化。

高溫期（黃體期）約持續 12–16 天。若無懷孕，黃體萎縮停止分泌黃體素，體溫下降，回到基本線，月經來潮。

若是已經懷孕，因黃體受到胚胎分泌荷爾蒙支持，繼續分泌黃體素，體溫持續高溫。若卵巢功能不良，沒有排卵也沒有黃體形成，則體溫將持續低溫。

基礎體溫應用的注意事項

想懷孕生子的女性，可利用前幾個月經週期的基礎體溫，來判斷大概的排卵日，在排卵期間：每隔兩天，行房一次，以增加受孕率！

不孕婦女盡量感知自己身體的些微變化：如小腹悶、陰道分泌物、定期的腰痠、乳房或乳頭的敏感、甚至於頭痛、胃

口、睡眠等皆可與基礎體溫做搭配，或詳細記錄。

　　或許西醫不孕症醫師不見得認為很有用，但，對於中醫師來說，是非常難得而重要的身體症狀日記，有助於中醫師體質的判斷及隨排卵前後的處方用藥加減。對我而言，有的不孕婦女拿非常詳細的近三個月基礎體溫表的記錄，有時看完後，幾乎已經可以決定使用的療法了。

如何測量與記錄基礎體溫

◆ 至藥房買一支基礎體溫計，基礎體溫計與一般體溫計不同，它的刻度較密，一般以攝氏 36.7 度（刻度 24）為高低溫的分界。基礎體溫計（36 度／刻度 10；38 度／刻度 50）。

◆ 將基礎體溫計於睡前放在枕邊可隨手拿到之處，於次日睡醒，尚未起床活動時，放在舌下測量三分鐘，並記錄在基礎體溫表上。

◆ 早晨量記體溫有困難者，可在每天某一固定時間量，切記事前半小時不可激烈運動或飲用冷熱食品。

◆ 月經來潮和同房日須附加記號標示，遇有發燒、飲酒過度、晚睡晚起等會影響體溫的狀況，亦應特別註記說明。

注意事項：

一、若因工作關係，而使睡覺時間非固定在晚上，必須在白天睡覺時，請妳在睡滿四個小時以上的睡眠後，同樣的測量方式，在醒來的第一刻，尚未起床做任何活動時，將體溫計放入口中含一分鐘，量溫度，然後將讀值記錄在基礎體溫測量表上。

＊同時也要記錄下何時開始睡覺、何時起床。

二、如果妳已經先活動而忘記測量，請不要再測量、記錄；而在基礎體溫測量表上，當天該行畫一直線，並請不要連續兩天忘記測量或未記錄。

基礎體溫看體質

Q：中醫如何從看體溫曲線，來分辨體質？不同的體質，中醫
有什麼不同的療法？

A：以常見的基礎體溫曲線圖來說：

1、週期 28 天有排卵：

陰陽調和，代表腦下垂體及卵巢的荷爾蒙沒有問題，此
時，西醫需排除有無輸卵管不通、白帶、骨盆腔發炎及沾
黏、免疫等問題；中醫則依體質所需，用藥調理。

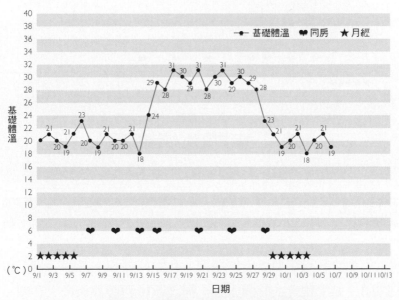

圖一　週期28天有排卵的圖例

2、懷孕圖例（持續高溫）：

正常懷孕時會持續高溫，若無特別症狀，不需用藥；如有不適情形，視情況用藥。

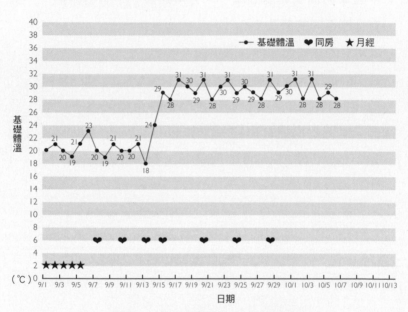

圖二　懷孕圖例（持續高溫）

排卵體溫緩慢上升型

正常時基礎體溫，由低溫期上升至高溫期，需要三天左右的時間，如果爬升的時間太長，稱之為排卵體溫緩慢上升型。表示黃體素（Progesterone）分泌上升濃度不足，使得無法立刻超

過 4ng/ml，來刺激下視丘釋放出正腎上腺素使體溫快速升高。

　　基礎體溫由低溫上升至高溫，對中醫而言，是一個生殖機能由陰轉陽的變化及現象，是中醫的「腎陰」轉化「腎陽」的一個生理機轉，「腎陰」不足導致「陽化」太慢是一個可能。

　　中醫基礎理論認為，諸臟之陰，全賴「腎陰」以濡之，而又肝木為腎水之子，若熬夜太過，令肝不藏血，或情緒焦慮、急躁、憂鬱、職場壓力致使肝鬱血熱；或抵抗力不足，易感冒久咳傷肺陰、或甲狀腺亢進、長期心跳過速，也都會波及而致腎陰不足。

　　當然「腎陽」不足，是另一個直接的原因，同樣的，諸臟之陽，全賴「腎陽」煦之，而又肺金肝木為腎水之母，若久坐令肺氣不足，或工作太長，耗氣傷神，長期處於疲勞倦怠狀態下，或飲食多生冷，令脾陽不振，多有腸胃症狀及疾病，則波及而致腎化陰能力不足，而表現出體溫爬升很慢。

高溫期過短型

　　正常的月經週期高溫期應該要超過 12 天，只要高溫期短於 12 天便稱之為高溫期過短。

　　這表示了黃體素持續分泌濃度不足，使得無法持續釋放出正腎上腺素維持高溫；對中醫而言，這代表由陰轉陽後，持續

力不足的現象，是中醫「腎陽」不足的生理機轉，與排卵體溫緩慢上升型的「腎陽」不足，是一樣的原因。

切記：此類體質的不孕婦女，水果、冰水在高溫期，能不吃就不要吃，要吃一定要少量，而且只在下午兩點以前，一天陽氣旺盛的時候食用。

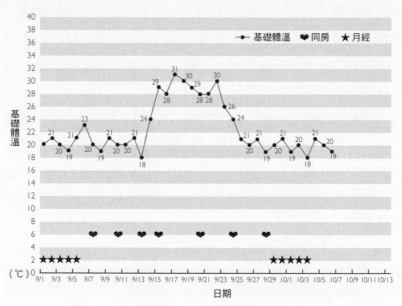

圖三　黃體不足（本例高溫期只有10天）

體溫偏低型

基礎體溫有高、低溫雙相的表現，但整個週期體溫，包括

高溫期，全部都低於基礎體溫表的參考高溫溫度時，代表這位不孕婦女，下視丘的預設點（set point）偏低，不一定是病態，大致上，為氣虛或陽虛者多見。

可能同時容易看到，四肢比較容易感到冰冷。較極端的例子比如：

夏天，大家在吹冷氣的夜裡，可能這類體質的人，還要蓋被。或血壓一般偏低，收縮壓常低於 100 毫米汞柱，或子宮容易後傾，偶或會覺得容易胸悶或常需深呼吸，比較舒服等症狀。

高溫期體溫偏低型或體溫起伏不定型

沒有高溫期，即基礎體溫未成雙相變化，低溫與高溫相距不到 0.3℃，沒有產生促黃體激素（LH），於是卵巢並沒有釋放卵子排卵。

於是黃體素也分泌不足，使得無法呈現雙相的體溫，對中醫而言，是「腎陰」沒有「陽化」的意思，這並非「腎陽」不足那麼單純的問題，而必須從一開始，沒有能力選取卵泡的原因查起，這可能與中醫學以下諸證有關：

或血寒，或心肝脾氣之鬱，或濕痰阻胞，或陰虛氣鬱，或脾腎陽虛等證。

在西醫的診斷，可以是多囊性卵巢，可以是無排卵性月

經，也可以是卵巢早期衰竭等，中西醫都需要仔細的鑑別診斷清楚，才可以對症下藥，不過，我個人經驗，這類不孕婦女，用中西醫整合療法的機會非常高。

調整體質策略

　　每位不孕的婦女，應該都很好奇，自己是什麼體質？中醫師又如何運用中醫辨別體質的理論，推測病情的癒後？面對不同體質，該如何調整，才容易受孕呢？

　　與整個懷孕生理，關係最為密切的臟腑是肝、脾、腎。肝主血，有藏血功能；脾統血，掌管運化功能；腎主水，掌管生殖及泌尿系統，肝、脾、腎與氣、血之間的交互作用，形成了女性的體質。

　　體質的產生有先天的、後天的、有各種不利健康的行為等原因。

　　就中醫看不孕症體質產生的觀點，表面上是血，而實際關鍵是氣。而氣往往是偏屬於亞健康狀態，或是某一個造成不孕病症（如子宮內膜異位症或多囊性卵巢）的初期，往往在西醫的檢驗儀器還查不出來的階段，在各種毛病發生之前，氣會先受影響。

　　氣的運行不暢是指，各種不利健康行為，造成耗氣、傷神、泄精。氣不足，血流動變慢，代謝產物來不及帶走。而血瘀、血熱使局部抵抗力下降，容易反覆發炎，容易局部長腫瘤或子宮內膜異位。

氣不足，血流動變慢，而產血的速度也變慢，於是生殖系統的各器官，就像冬天露在外面的手指頭，缺乏足夠氣血的循環，變得蒼白僵硬，而血虛、血寒的使局部機能下降而不孕。氣運行不暢，血流動變慢之外，使得局部組織液運作失常，而潤滑乾淨的液體，變為濃稠，如：白帶等。

加上了個人各臟器的強弱不同，衍生出許多複雜的體質分類，要了解中醫不孕的體質學說，並進而預測病的走勢，並不容易，即便是年輕資淺的中醫師，也是在學習第三年，才開始訓練這方面的課題。

因此，我試圖採取眾多體質學說中，常用的兩種分類說明：

1A是傳統中醫的分類模式，對一般不孕的婦女，可能有些難度。

2A是以症狀為主的分類模式說明，依據臨床常見的不孕症形態，所歸納出的五種與不孕相關性高的體質，希望如此有助於不孕婦女辨別自己的體質。

氣鬱型體質

內經《素問》說：「百病生於氣也。」氣鬱，是什麼？這麼難，一開始一定要先看這個體質嗎？沒錯，先認識這個體質，因為，它是常常發生在不孕婦女的身上！

中醫先賢珠丹溪說：「（婦人）不得於夫，不得於舅姑，憂

愁鬱遏，時日積累，脾氣消沮，肝氣橫逆……」婦女朋友們長期忍受家庭、工作等的憂愁抑鬱，又不習慣說出來，只往心裡悶，中醫認為，這一悶，就悶出問題來了。

中醫認為「氣血沖和，萬病不生，一有佛鬱，百病生矣」。而且往往一開始只是單純氣鬱，但接著牽連血、痰、火、濕、食也都鬱住，而變化生出各種病症。中醫也主張：「七情之病，皆在於肝」，情緒的問題，很容易影響肝主疏泄的機能，使氣調節運行失常，於是容易造成肝血虧耗，肝血虛，血不養肝等病症。

由於與肝的密切關係，因此氣鬱也常稱為肝氣鬱結，或肝氣鬱滯；所以奉勸不孕的婦女，平日對看不順眼或不爽的事情，說出來，解決它，放下它，不然，對自己身體的殺傷力，遠超過各位的想像！！

氣鬱體質的婦女，有時是那種西醫檢查都沒病，但老是不懷孕，用中醫療法，氣通血順，有時卻有意想不到驚喜效果的族群！

氣鬱的體質，很容易表現出相關的證狀：

1、經前症候群：因為月經要來的準備，會使女性處於血分相對不足、氣分過於旺盛的狀態，即中醫所謂「氣有餘，血不足」的狀態。若平日，因各種因素而有氣鬱體

質的不孕婦女，此時會表現出月經還沒來，就頭痛、頭脹欲裂等症狀。

2、中醫診斷為肝鬱氣滯的體質，由於已影響到陰血虧虛，腎水不能滋養肝木，造成肝陽上亢，所以頭痛、頭脹欲裂。若此時又合併有如流鼻水、咳嗽等感冒症狀，則表示這肝鬱氣滯，已影響到免疫力，使其對外病菌抵抗力有不足的現象。

3、與這類頗為相關的症狀有「梅核氣」，所謂「梅核氣」就是喉嚨有異物感，講話前，常需清一下喉嚨，才覺得比較順，這表示肝鬱氣滯，已影響到胃的機能，所謂肝木剋脾胃土，脾失健運而濕停生痰，或合併有慢性的咽喉炎的關係。

4、若不孕婦女發現，平常滿容易感冒，一咳嗽則久久不會好的現象，表示肺金已受到影響，使得除了經期以外的日子裡，抵抗力也變不好了。

5、有些不孕婦女會覺得，胸部有壓迫感，常覺得吸不到氣，需深呼吸，人才會覺得舒服些，這是明顯的氣虛證。

一開始，雖然是氣鬱的體質，但由於主氣的肺耗弱，或主腐熟五穀的脾土被剋等變化，而逐漸改變為氣虛的體質。氣鬱體質的不孕婦女，經前或行經期的下腹疼痛，可以說是最常見氣鬱體質的表現。

常會肩頸僵硬痠痛，若感到早上醒來，容易口乾，想喝水，或即使睡得很久，仍感到疲勞、倦怠似的沈睡感不足，表示心腎已受到影響而不交；體質已由一個肝鬱氣滯，發展到陽不入陰的心腎不交了。這類體質的不孕婦女，如果有不著床、早期流產、或萎縮卵的懷孕結果的話，建議到風濕免疫科檢查，是否有相關自體免疫的問題，在從中作梗。

一般來講，氣鬱體質表現的特點為：

- 不喜歡按壓，或按壓後更不舒服。
- 暖暖包不一定都有效。
- 經血量開始排出量增加後，下腹不舒服症狀就明顯的改善，表示堵住的血排出後，氣不通的壓力也就跟著緩和了。

無論是，原發性痛經或繼發性痛經（如子宮內膜異位症、肌腺症等），都可能是屬於這類體質，以繼發性痛經者，大多雜有氣鬱體質為主。

痛的程度，依氣鬱的程度及範圍不同，而有很大的差異，經血可以表現為，愛來不來，不是很順暢或爽快，會有經痛。但嚴重時，有時又覺得沒什麼痛，但也可以痛到在地上打滾，

冷汗直流，不請假在家休息或吃止痛藥，無法解決這個痛。

　　最糟糕的是，每個月經週期都會重複上演，對有這類體質的不孕婦女，心理上、生活上，造成極大的困擾。氣鬱體質的婦女，千萬不要每個週期吃止痛藥或忍耐這個痛，而忘記找中醫來疏通疏通，長期的氣不流暢，只會使其影響的程度及範圍愈來愈很大，而使不孕的調整費日耗時。

　　經痛相關的症狀有：

◆ 月經來時容易拉肚子，這表示肝鬱氣滯，已影響到脾胃機能，行經時，氣隨血下，脾氣益虧，脾虛不能運化水濕，水濕下注而為經行泄瀉，所以平日，就需注意飲食的節制及腸胃的調理。

◆ 若不孕婦女發現合併有腰部、尾椎的痠麻時，表示肝鬱氣滯，合併有腎氣不足的體質。行經時，氣隨血下，肝血更不足，腎虛不能濡潤肝急，而表現出腰痠背痛，這類體質的不孕婦女，要非常謹慎，因為即便懷孕了，狀況也比較多。小腹下墜感、抽痛、腰痛無法平躺或上產台者，大有人在，也有比較高的機會流產或胎死腹中。

◆ 經前的乳房脹痛，是氣鬱體質另一個也頗為常見的症狀。嚴重的患者可在月經後兩週，會脹痛到脾氣暴躁，甚至脹痛牽連至腋下，連乳頭也疼痛，或月經前後乳房大小可以差到一個罩杯以上。

同樣是氣鬱體質，但鬱於不同部位及形態，代表不同的病

情發展。基本上，此乃雌激素血中濃度下降，而黃體素血中濃度上升的不平衡所致。

是氣鬱剋土，脾失健運，五穀精華輸布不利，氣不能下行，化液成經血，而結於乳房。表示肝氣逆而化火，而致腎陰陽化太快或太過的現象，如果連乳頭都痛，表示胃火太旺，這位不孕婦女，平日可能喜吃油炸、辛辣、或常飲食過量引起的火氣，常合併有濕熱的體質。

若不孕婦女發現，月經前後身體有腫脹的情形，甚至於體重可以差到一、二公斤的話，表示雖然腎陰陽化太快或太過，但本身有脾腎陽虛的體質，是氣鬱剋土過久，脾失健運，而後中氣下陷較嚴重的狀態。

治法上，又以補中氣、清虛熱，健脾疏肝的方法，與前述體質主要以疏肝理氣、清熱泄火非常不同，一實一虛，是很容易混淆的體質，這類體質的不孕婦女，要長期注意乳房的檢查，是容易長乳房纖維囊腫、腫瘤病變體質的族群。

即使懷孕了，早期容易有妊娠劇吐的狀況，中後期容易有下肢水腫，血壓上升，妊娠毒血症的機會。而在產後呢，患實證者，容易乳房充盈腫脹，但乳汁不多或點滴不出；患虛證者，容易乳房充盈不足，乳汁不足的現象。

各位讀到此，有沒有覺得很有意思，或很神奇，中醫看體質，可以預測一位不孕婦女後來懷孕會怎樣，產後會怎樣的精細度。我覺得，用中醫眼光看不孕婦女，看得很遠，看得很整

體，是很瞭然的在看病。

我喜歡這種看病的感覺，因為曾讓我醫治過的婦女，許久以後再回來看診時，我往往是微笑以對，我心中實際已盤算好，以前如果未完全調理好的部分，或不遵從我禁忌建議的婦女，現在應出現那些問題，而我又準備採取那些措施來因應，如此看病不但準，而且快，常常療效也相當不錯！

虛寒型體質

虛寒體質，好像聽過，從字意上看，好像冰天雪地，長不出草木一般。是的，這可能是最容易理解的體質，因為非常容易令婦女不孕！

以虛寒體質的婦女，西醫檢查為代謝較慢，但不見得有藥可以治，所以仍不易懷孕，可用中醫療法為：以「溫宮散寒」為主，是治不孕的強項，即便是試管嬰兒療程，中醫藥是有明顯提升受孕率的作用。

虛寒的體質，很容易表現出類似甲狀腺、腎上腺、男性荷爾蒙、黃體素低下、卵巢儲量不足、或交感神經較弱的相關症狀，不過，還不到前述這些內分泌或神經診斷出疾病的亞健康狀態，也因此，到底要不要用西藥，用什麼西藥，實際上，就適應症而言，有些為難。

這類體質的不孕婦女，常會被處方生長激素、類固醇等，的確會有一定程度的改善，但短期可以用，若達到成功受孕，當然是一個皆大歡喜的結果，可是靠借貸過日子的身體，要小心，會有被宣布破產的可能。

　　中醫可以很清楚而正確的診斷這類體質的不孕婦女；西醫並沒有太多的著墨，我遇到好幾位這類體質的不孕婦女，用短期或三個月的避孕藥後，月經似乎忘記了般的不來，這是非常重要的身體語言，告訴醫師們，這位不孕婦女的體質是虛寒的。

　　不要想用人劑量的肥料（刺激排卵針劑），撒在貧瘠或如冰雪的土地上，想要短期而又有多的作物可以收成。不幸的是，結果往往適得其反，答案往往是：

　　奇怪，卵明明不錯，怎麼不受精，或受精後長得很慢？

　　奇怪，已經打很大的劑量了，就是沒幾個卵泡？

　　奇怪，明明有幾個不錯的卵泡，但怎麼是空的，取不到卵？

　　聽到這些故事，總有些扼惋，心想，她們若能在進療程前，用中醫療法並且併行到確定受孕的話，應有多一些成功受孕的機會。有些病人打了「柳培林」藥劑後，停在更年期狀態，沒有再回復了，意思是，一位求治不孕的婦女，在規則月經的情形下，在前置用藥後，連進入療程的機會都沒有，就提早停經了！

虛寒體質常見的症狀

🍂 怕冷或感覺到冷，可以說是虛寒體質常見的症狀。

🍂 在月經來時，也會有痛經的可能，特點為喜歡按壓著會比較舒服，暖暖包絕對可以派上用場。

🍂 以子宮或小腹經常是冷的感覺，為最具代表性症狀。有時連陰毛上部的皮膚，也是冷的，這類體質的不孕婦女，頭髮容易掉落稀疏，頻尿，有比較高的機會缺乏性慾，對事情的抗壓性較低，月經前比較有情緒低落的傾向。

這種虛寒體質，是脾腎陽虛，不能溫煦各臟腑，若有胃脹、胃酸過多等症狀者，治療尤其費時，我認為生冷食物不宜碰，意思是不建議吃生菜沙拉、生魚片及各類水果少吃；若有嚴重肩背或腰痛等合併的症狀，常需深呼吸，才覺得比較舒服的不孕婦女，表示中氣下陷，合併有腎精不足的體質。

這類體質的不孕婦女，有比較高的機會月經間期偏長、不易懷孕、即使懷孕也容易小腹下墜感、出血、嚴重腰痛、手及下肢易僵硬水腫或流產，產後容易憂鬱、失眠、肩背及坐骨神經痛、子宮及膀胱下垂等狀況。

中醫採取的是溫中散寒，用煦煦的熱力從地心開始溫暖出來，高麗參雞湯，以一天一隻雞的強度，至少 20 至 30 隻的量，是必要的。

不要小看這簡單的食療，其他也頗為合適的有，十全大補雞、薑母鴨、參茸藥酒等，另外再加中醫療法的薰蒸、貼敷或中藥的調理，可以很明顯的改善前述的症狀及體質。省錢的方法，有每天慢跑或快走半小時，每晚睡前，用熱薑水泡腳 20 分鐘，都是很有加分效果的招數。

酸性體質

據統計，晚睡者罹患癌症的機率比正常人高出五倍，而研究顯示 85％ 癌症病患屬於酸性體質，因此，如何使體質維持在弱鹼性，就是遠離不孕和疾病的第一步。

酸性體質，有一好比：濕地沼澤，苔蘚雜生。熬夜，會使得人體休復時間不夠，中醫認為肝主藏血，過了晚上 11 點後，仍不睡覺休息，在經絡循行的理論，會導致肝血不足，化熱，加上代謝物未適度排出，身體便開始酸化。

熬夜的人，常感到第二天醒來，口容易乾，舌頭上一層厚厚的舌苔，像不像濕地長的各類苔蘚？熬夜的人，也常感到眼屎比較多，這也是原來澄清的淚水酸化後，所表現的分泌物。

這類體質的人，飲食中一般過度攝取乳酸性食品，如肉類、乳酪製品與蛋、牛肉、火腿等皆屬於酸性食品。

　　健康人的體液應該呈弱鹼性，Ph 值在 7.35 ～ 7.45 之間。當 Ph 值經常低於 7.35 時，一般認為是酸性體質。

　　近年來討論「酸性體質」的話題頗為熱烈，實在是現代人許多的文明病，都與「酸性體質」息息相關，而對於婦女的不孕，是一個重要的影響因素，的確有需要認真的看待及了解，至於為什麼會得到「酸性體質」呢？答案大致上多與文明病相關。

　　不良的生活習慣、長期累積的壓力，是主要的原因。這些包括了熬夜、飲食不均衡，油膩、大魚大肉、精緻食物、過量抽煙、飲酒、缺乏戶外運動和鍛鍊、工作緊張，心理壓力大等。

　　不孕婦女承受太大精神壓力後，容易造成副腎皮質機能不全症，及使得自律神經系統錯亂，使身體產熱，好像中醫所說的「煉液為痰」。使原本正常的滋潤液，少了膠原蛋白、少了足夠的水分含量，而表現出各種不正常的分泌物，在影響不孕的部分，很常見不正常酸化的分泌物，就是黃、白、稠、腥臭、癢的陰道分泌物。

　　大凡是「熱」，中醫認為都會與「水」有關，因為一如大自然的現象，有了熱的能量，產生了水的三態，也因為水，使得熱的能量能因此得以調節。當然當熱太大量，水的三態產生了不正常的分布，也自然因此，水便失去調節熱的能力。

中醫視人體為一小宇宙，也運用前述的自然現象解釋人體機能的變化。我們可以理解，水在身體內有各種的變身，讓我們回顧一下，水在懷孕過程中的諸多化身，正常的月經週期，卵巢每月排出一個成熟的卵子，這個卵子就是泡在濾泡液中，濾泡液不多，濾泡不會大到脹破。

排卵後，卵泡液則帶著卵子緩慢流出，至腹腔中漂流，沒有合適含水量的體液，卵子只會擱淺在「濕地沼澤」，無法像在汪洋中漂蕩，讓輸卵管傘端像海中長海草般的纖毛，靈活的在腹腔中發揮「拾卵」的功能，將漂流的卵子成功的吸到輸卵管內。

另外水參與非常重要的部分，就是陰道、子宮的環境。對精子而言，要完成受精，絕對是一段驚險的旅程，即使在上述各種卵的良好狀況，光光精子游過子宮內膜，再要游完長達 10–14 公分的輸卵管到終點站：壺腹部，就付出了數千萬、上億的死傷代價。

通常，一次射精的 2 億到 4 億個精子，只有 30–50 隻到達壺腹部，而通常僅一隻「達陣」，而若有各種不利游泳的分泌物，則各位可以想像，一隻英勇的虎頭鯊，在濕地沼澤游泳的窘境，更不用說，周遭還有一堆雜生的苔蘚，纏住向前擺動的鰭及吸入堵住很喘的鰓。

中醫看「酸性體質」，基本上偏屬於「熱性」體質，主要區分「實熱」和「虛熱」，可以用水含量來描述－

實熱：比較像火山或溫泉，意思是環境產熱太快，周遭的

水雖然夠，但不足向岩漿噴到海裡般的降溫，所以水本身的熱度是上升的。

舉例來說，中醫所謂的實熱，常於不孕婦女表現出急性的症狀，如化膿性骨盆腔炎、膿性陰道分泌物等……此類體質，常易有化膿性青春痘、皮膚炎等，亦常伴隨有便秘、口臭等現象。

中醫為什麼會建議這類體質的不孕婦女，禁食用油炸辛辣的食物？

因為這些會讓身體短期產生大量熱，若運動消耗不及或代謝慢的人，則很快讓不孕婦女，體內各部分水化身的液體含熱能增加，依個人體質，若表現在排卵時透明分泌物太稠，陰道易於發生感染等問題，因為熱的能量使局部營養的分泌物質成為細菌良好的培養皿而化膿。

同樣的熱的能量，表現在口腔及腸道系統，則黏膜上的潤滑水分不足，而出現便秘的症狀，若因此使局部物質腐化、酸化，則表現出口臭、大便惡臭等現象。

虛熱：往往是不孕婦女，已有實熱體質，卻沒有適度調整，如減少食用油炸辛辣的食物、增加運動的消耗、提升代謝率、減少壓力、及積極用中醫療法的清熱解毒法調理，導致身體機能持續內耗失衡，由於身體

累積太多的廢料，無法正常代謝，毒素悶在身體。

於是由原本變溫、變酸的液體，開始減少含水量而更酸，悶出更多慢性的問題，如虛熱會消耗人體內的「水分」，因此容易表現在排卵時，透明分泌物太稠、陰道易於感染、反覆不癒惱人的白帶、外陰易癢、性行為時容易破皮、下腹悶痛等問題。

這類體質，常易有皮膚無光澤、色素沈積的斑、口乾渴、眼乾澀等症狀。當「水」消耗太多時，則會減弱體溫的調節，因此容易體溫偏高，周邊血管容易擴張，表現出身體發燙，或容易被蚊子叮咬的現象。

人體內的「水分」受到虛熱悶耗，化生「濕氣」，而令人皮膚容容易長出不明物，香港腳或溼疹等。又由於濕氣的關係，令人容易倦怠、疲勞、上下樓梯便會感覺喘氣、身體很重。

中醫這種「濕氣」的感覺，很像夏天午後進入茂密森林中，感覺到的山嵐瘴氣現象頗為類似，在那種環境中，濕度悶在裡面，總令人感到胸悶、呼吸不順、倦怠、疲勞，甚至於頭暈及噁心。

而在這樣的環境中，又很會長青苔、蕨類及腐化的植物等，這種虛熱體質，久而久之，「濕痰」蘊蒸，是容易長腫瘤的體質的。

中醫採取的是清熱除濕祛痰法，好比用清涼的微風，讓水的熱度下降，同時補腎補水，健脾祛濕，使水足而能直接稀釋熱度，疏通瘀積的代謝物，使其能順暢隨河水排走，而不在濕地，繼續腐化及酸化。

　　中醫的療法藥、針、薰蒸、外洗的調理，應列入主要治療的方法，其他如仙草雞、擂茶、酸奶、納豆、味噌湯、綠豆、茨實、薏仁等，皆為良好而簡單的食療。

　　很重要的調整體質功課：包括了運動、調整飲食結構、及情緒管理三方面著手。

　　首先應特別注重運動方面，因為人體具有自我調節的能力，透過消耗熱的能量，能減少或解除熱能量的蓄積、及水的分布失衡。而適度的運動，能解除累積的工作壓力，使因為情緒管理不當，而從體內所生的虛熱得以化解，因此在三方面中屬於最重要的一環。

　　其二為調整飲食結構，保持營養攝入的平衡。可以多吃些偏鹼性的食物，如水果、蔬菜、滋陰含膠質的食材或藥膳等。

　　其三為良好的情緒管理，除了個人加強修養及 EQ 外，靜態的深層呼吸及靜坐，也具有一定的成效。我常鼓勵不孕婦女說：「交代的功課做得好，那我就做得少；不然，我們大概要交個朋友，因為，以後得常常見面了！」

別忘了，懷孕生小孩後，體質沒調好，後面還是會有事的！

常見食物的酸鹼性：

強酸性	蛋黃、乳酪、甜點等
強鹼性	葡萄、葡萄酒、海帶、天然綠藻等
中酸性	火腿、培根、雞肉、鮪魚、豬肉、牛肉、麵包、小麥、奶油等
中鹼性	大豆、紅蘿蔔、番茄、南瓜、草莓、梅乾、檸檬、菠菜等
弱酸性	白米、啤酒、油炸豆腐
弱鹼性	紅豆、蘿蔔、蘋果、甘藍菜、洋蔥、豆腐等

肥胖型體質

這類不孕婦女於門診頗為常見，形體特徵肥胖、腹部肥滿鬆軟。其經期或準或不準，多一些以月經延後，經量逐漸變少，甚至於久久才來等呈現問題。

在她們的手臂或腳，甚至於前胸、乳房有多毛的現象，白帶或正常或有時量較多，呈現黏稠狀分泌物，而且容易反覆發作。

全身常見的症狀有容易胸悶、喘、頭暈，有時需深吸氣後較舒服，白天嗜睡，人感到倦怠，面部皮膚油脂較多，多汗且黏，喉嚨常覺多痰，講話時需清一清喉嚨，舌頭比較胖大，或舌邊有齒痕，上面常有白色舌苔。

肥人多痰，而且「脾、腎」失衡。

從字意或症狀，就可以判斷的體質，屬此類最容易判斷。在中醫的辨證分類上，屬於痰濕阻滯體質；這類不孕婦女於門診頗為常見，此類婦女中醫學認為：主要是由於肝脾腎功能失調，痰濕瘀血阻滯胞脈所致。

這其中與脾、腎的關係最為密切。腎脾虛，不能化氣行水，或水濕凝聚，或水濕不運，而聚濕生痰，此痰不是咳嗽的痰，而是中醫一種疾病的定義。舉例來說，有一點像溪河或溝渠，當其水流快速時，其河道是清澈的；但當其水流因為各種因素變慢時，其河道開始泥沙沈積、佈滿苔蘚類植物，久而河道變小、變窄、變混濁。

「痰濕阻滯胞宮，沖任不通」，就是指婦女骨盆腔、子宮、卵巢等的血液循環不好、局部廢物沈積，結果導致不孕，以現代醫學診斷，代表的典型疾病有：肥胖型的無排卵性月經、亂經、月經不調、及多囊卵巢綜合症。

這類體質婦女，常常因為沒排卵，或抓不到的時間，而無法懷孕，可以算是有部分氣鬱，也有部分酸性虛熱的體質。那

為什麼一位不孕婦女會脾、腎功能失調呢？中醫古籍《證治準繩》中指出：「痰之生由於脾氣不足，不能致精於肺，而淤以成者也。」

這就與現代人的飲食習慣及生活起居，有很大的關係，如吃到飽、吃很快、多食冰冷、少運動、常常搞到很晚還不睡，種種不利健康的行為等，皆不斷的傷害脾臟，而致骨盆腔、子宮、卵巢等的氣不行、血液循環變差。

這部分所造成的痰濕阻滯體質，還算好治，重點在矯正不利健康的行為。中醫藥療法，健脾補腎，利濕除痰，不但會瘦，還會懷孕，是中醫治療後效果不錯的體質。但，如果不孕婦女，因為治了不孕療程後，才像吹氣球般，腫起來的話，難度會增加。

在這種情況下，中醫藥療程時間也需要更長，而且療程所使用的治療種類，相對多很多，又針、又灸、又薰、又拔罐、又服藥等。療程中，有時不孕婦女會不耐煩的抱怨，怎麼那麼努力了，也沒懷孕，也瘦不下來，沒錯，不吃也一樣瘦不下來，因為，控制水、淋巴、體液分布的「脾」和「腎」，已被破壞，而失去了原來掌管的機能與平衡，這是西藥藥物，所改變的體質問題。

因此，各位可以知道：

中藥可以改變體質，西藥也可以改變體質：

在用中藥時，中醫師在預期改變成「致中和」的體質；而西藥，是改變成我們所不想要的體質。

舉例來說，不孕症用藥中的類固醇、荷爾蒙等，其副作用，就是水分會囤積在體內！

用藥持續一段時候，身體掌管水、淋巴、體液分布的「脾」和「腎」，努力工作，已無法再平衡了，終於精疲力盡的成為「痰濕阻滯」的體質。

了解了道理，就不難理解，為何中醫總是要花一段時間，要花大力氣，去把失去平衡運作的體質，給恢復回來。

我之前講過這個道理，當我們的身體舉外債，解決內部不孕的問題，一旦，懷孕了，最好，欠債不多，一面懷孕一面還債，一面逐漸恢復耗去微傾的體質。但如果沒有懷孕成功，於是繼續舉債，有時看卵泡刺激不夠好，還用大劑量，希望借更多的債，來振興經濟，最後終於破產，仍然失敗收場，體內中央銀行一再掏空，結果當然必須面對一個破壞至深的體質。

有些不孕婦女，在多次西藥不孕療程後來求診，主訴覺得身體比以前差很多，體質不一樣了。因此，即使不是立即想要

用中醫藥療法來治療不孕，也希望能用中醫藥療法，來調理，來排毒！

中醫採取的療法，大致與氣鬱及酸性體質的行氣開鬱、清熱除濕、祛痰法為主。中醫的療法藥、針、薰蒸、外洗的調理，應列入主要治療的方法，其他簡單的食療如昆布、海藻、薏仁、糙米、牛蒡、鱈魚、冬瓜、納豆、味噌、紅麴、絲瓜、胡蘿蔔、甘藍、花椰菜、荸薺、紫菜、海蜇、洋蔥、韭菜、南瓜、白果、扁豆，可為化解痰濕的食材。

在這裡仍特別強調運動，雖然，有時很沒有成就感，尤其是在西藥治療後的不孕婦女，不過，不要灰心，一旦體重有開始下降時，代表愈來愈往轉好的體質了！深呼吸為不錯的功課，切記常令身體保持在充滿氧氣的狀態，對懷孕有莫大的幫助。

腰痠痛型體質

曾有腰痠，腰痛的不孕婦女很多，大部分人不以為意，對中醫師而言，這常常代表一些重要的訊息，不可忽視，尤其，當感到愈來愈頻繁，或愈來愈感到困擾時，則實際上，這種體質代表著與不孕的高度相關性。

腰痠、腰痛，是指腰部單側或兩側疼痛，在臨床上腰痛常

伴隨著腰痠，而腰痠不一定會腰痛，兩者間有密切的關係。過去病史，可以鑑別這種體質，發生的背景，如：

下背扭傷：通常是單側的，會因活動而惡化，因休息而改善。

原因是下背的軟組織，如肌肉、韌帶和軟組織的急性受傷，或由慢性反覆受壓力所造成，會引起下背的局部疼痛。

椎間盤脫出：會引起下背的局部疼痛。椎間盤脫出，產生嚴重的下背痛（通常是單側）。不適感輻射到下肢，是急性發作的。這種下背痛通常是銳利的，會因彎腰或坐姿而惡化，站立會改善。若是拖久了，則腰雙側的痛、痠，漸漸發生，活動時明顯，休息可減輕。

為什麼中醫師會重視此證呢？因為不孕症基本上是腎虛，而中醫基礎理論定義「腰者，腎之府」，所以由一個腰痠痛的證候，可以代表十之八九的腎虛，更明確指出不孕婦女的體質及治療方向。

有腰痠痛型體質的不孕婦女很多，實因現代女性，由於求學、工作等，都是以久坐為特性，因此骨盆、腰脊椎周邊肌力是不足的，也因此而致使各種病因所導致的腰痛，無法恢復，甚至於骨盆歪斜、椎間盤脫出、移位、長短腳等。

腰痠痛型體質沒調好，即使懷孕了，還有容易流產、坐骨

神經壓迫，無法坐、躺及睡覺，提高剖腹產機率及膀胱、子宮下垂及痔瘡等問題。我建議以中醫療法為主，搭配療法有針、或灸、或藥薰、服食藥丸或脊椎整復等的綜合療法。

　　中醫師在診斷腰痠痛型體質不孕婦女時，更詳細的分類及治療方向，有此體質的不孕婦女，應該不會很難判斷出自己的體質：

症　　狀	分　　類	建議療法	主　　方
腰痠，隱隱作痛，喜歡按摩、熱敷，太勞累或性行為以後加重，休息改善。	腎氣不足，腰腑不健	補腎壯腰	青蛾丸、黃耆五物湯
腰痠，隱隱作痛、腰痠無力，下班時，腰甚至於挺不起來，口常乾，心容易煩，睡眠品質不好。	腎精不足，陰虛火擾	滋陰制火	六味地黃丸
腰痠痛、膝蓋無力，手足容易冰冷，怕冷的人，易胸悶，頻尿。	腎陽不足，腰絡失養、挾濕	補腎溫陽	腎氣丸、七氣湯等
腰痠痛，工作壓力大，不順心，情緒低落，小腹悶脹。	鬱怒不解，肝腎氣滯	養肝調氣補血	調肝散補肝散

腰痠痛，常用腦過多，或擔心東擔心西的不孕婦女，胃也常脹不舒服，飲食好像不容易消化。	思慮傷脾，精不輸腎	補脾助運	木香匀氣散異功散
腰痛而且感覺整個背脊都是冰的，頭不喜歡吹風、怕冷，肩膀容易緊繃。	風寒痺阻腰絡	溫散寒濕	五積散、甘薑苓朮湯
腰痛下墜感，有時覺得腰痛處熱或腫，久坐或熱天、雨天加重，無力感。	濕熱痺阻	化濕清熱	二妙散

　　除了採取中醫的療法外，食療上，核桃、芝麻、山藥、糙米、牛蒡、杜仲、魚卵、豬羊腰、雞睪丸、牛筋、酒釀等，可補腎強腰的食療，這類不孕婦女用西藥治療會很折騰，一定要同時搭配中醫療法，而且同時要加上骨盆、腰脊椎周邊肌力局部的鍛鍊，才可提高受孕率！

睡眠障礙體質

　　《要如何修復我那破碎的睡眠？》一書作者保羅・果文斯

基，在書中寫道：「失眠就像失戀一樣，你不僅覺得被背叛，也覺得喪失所有的能量，過去覺得是很自然、絲毫不需費力的事，現在變成一件這麼令人痛苦的事。」

我覺得，描述的非常貼切，沒錯，大家習以為常的「生理時鐘」，悄悄的失準了，而且，一旦失準了，要再準回來，總需要花很大調理的力量。對我而言，這是一個很需要認真看待的體質，因為它不但常發生在不孕婦女的身上，而且是影響受孕的重要指標：內耗、衰老！

陽不入陰，衰老的指標！

失眠，在中醫的相關病名有「不得臥」、「不得眠」、「不寐」、「目不瞑」。在《黃帝內經・靈樞》的口問篇提到：「衛氣晝日行於陽，夜半則行於陰，陰者主夜，夜者臥。……陽氣盡陰氣盛，則目瞑，陰氣盡而陽氣盛，盛則寤矣。」這段話要表示失眠的主要問題，就是「陽不入陰」所致。

臨床上，我診治不孕症婦女，睡眠狀況及品質，是一個衰老的重要指標，睡眠狀況不好，代表整體的老化或容易老化，是要懷孕的外在環境，不理想的意思。因為能不能懷孕？懷孕後留不留得住？懷孕後身體狀況，會不會糟到無法繼續懷孕？或無法自然生產等，是間接影響的因素，但，絕對是重要的。

若與卵巢機能老化相較，是不完全一樣的，整體身體老化中的婦女，不必然卵巢機能不好，而卵巢早期衰竭的婦女，外

觀上，可以完全看不出一絲「老」的態樣。大家看文章至此，應該也會小小的診斷了，那就是：如果一位卵巢機能已退化的不孕婦女，若再加上有睡眠障礙的問題，則是實質要受孕的器官不夠好，大環境又不支持，結果可想而知。

卵巢機能的弱化，無論是年齡的關係或卵巢早期衰竭，都需要更多的時間來調理！

單用西醫或僅純中醫治療，個人覺得，不及中西合治的效果，不過在此階段，西醫也宜用「冷」處理。意思是說，不適合用猛藥，看刺激不出卵來，再下高壓大劑量，皆可能適得其反，在我看是標準的「揠苗助長」，苗非但沒長成，反倒是全萎縮了。

我在門診，常見到此類不孕婦女取卵的結果：

◇ 沒有卵泡，取不到卵。

◇ 有卵泡，但很少。

◇ 打比以前更大劑量的誘導排卵針劑，卵泡反而比以前少。有取到卵的，但卵很脆，或卵不受精，或卵長得很慢等現象。

這好像惡吏要向土地乾旱，種出不多作物的貧窮老百姓收稅，高壓暴政，百姓索性不種了，把他們打死了，也收不到半毛稅。但，如果是父母官，則用輕柔方式引導，土地雖貧瘠，老百姓感動，仍願意加減種作，則結果，反而有些稅收，可以支應公共建設。

同樣的道理，卵巢機能弱化的不孕婦女，用西藥宜輕、

緩、細、柔，有時仍可取得一、二顆品質好的卵而受孕，若在有此敏銳觀察的不孕症專家照顧下，已可提高受孕的機率。如果，可以加上中醫藥的藥草薰以暖化變慢的代謝，針刺以疏通及喚醒沈睡的機能，以口服中藥以培元固本，我認為是最佳的整合療法。

所以睡眠障礙體質的婦女，有時是那種大家都認為不怎麼樣的事，她卻揮之不去的鑽牛角尖，也容易專注身體的些微變化，會追著醫師，窮究原因的完美主義者。

有時檢查真的都沒病，內耗，卻使她不孕，用中醫療法外，一定要放下懷孕的心結！

睡眠障礙的大環境問題，比內在受孕器官不夠好，來的好處理的多了。中醫古籍《血證論·臥寐》指出：「肝藏魂……魂不入肝，則不寐」。這個魂，要怎麼樣才能入於肝呢？中醫基礎理論說明：「心藏神，肝藏魂，腎藏精，肺藏魄。」又說：「隨神往來者謂之魂，並精而出者謂之魄」。指出神與魂為一家：「魂者，陽之神；魄者，陰之神」。

中醫也常認為魂與氣是一體的兩面，因為魂，所以人能搜索、能思量、能經營，是陽、是氣的一種釋放過程；是人有智慧、會運作的一種具體表現。但過度開發、使用，是會消耗的。

如果精竭魄降，則氣散魂遊，魂、神不居於人身中，則記

憶力減退，注意力不集中，做事沒有意志力及持續力，人如遊魂，而無所知矣。因此，要適度沈靜，適時休假，要睡，則魂才能返於肝。

我提出一些耗氣、傷神的行為，有一部分，是在夜裡，時間到了，還不上床，硬撐，長年耗弱，而使魂不返回肝休息。另外最多見的是，用心規劃，經營，或承擔太大工作上的發展及壓力，而使心、神、魂，常出而不返，常動而不靜，則也容易使肝氣不舒，鬱而化火，肝火拂逆，衝激肝魂，則魂搖而睡臥不寧。

「生理時鐘」的失衡與否，睡眠品質絕對是一個重要的判斷指標，由此可以顯示，一位不孕的婦女，其是否已過度消耗心、神、魂，而呈現出無法代償的吃力窘狀。睡眠與自律神經有高度的相關性，睡眠中副交感神經的活性較高，清醒時則是交感活性高，長期累積壓力、睡眠障礙，是造成自律神經失調的因素之一。

原本，自律神經系統對我們體內的內臟器官進行調控，而且有它一定的節奏韻律，一天、一年、一生的周期都是如此。自律神經一旦失調，會引起各種現代文明病。交感神經過度緊張，會導致高血壓、心臟病、血糖上升。副交感神經過度興奮，會導致氣管收縮（氣喘），消化液分泌過多（胃潰瘍）。自律神經是無法用我們的意志去控制的，平常功能運作良好時，並不需我們的大腦意志去費心，我們平常很難察覺自律神經的

存在與功用。

　　當有一天，自律神經功能崩潰失調，就會出現心悸、呼吸急促、胃痛、頭痛、心律不整的症狀時，表示這類體質的不孕婦女，其內耗已達到較嚴重的程度。自律神經失調的原因因人而異，以下是我提供不孕婦女自我檢視的項目，愈多項表示影響層面愈廣。

自律神經失調的症狀：

頭：頭暈、頭重、頭痛、頭部發麻、發燙感。

眼：眼睛疲勞、眼痛、淚眼、眼睛張不開、視線模糊、眼睛乾澀。

耳：耳鳴、耳阻塞感。

口：口乾、口渴、口內疼痛、口舌異常感、味覺異常。

喉嚨：阻塞感、異物感、壓迫感、發癢、異常咳嗽。

手：發麻、發抖、疼痛、感覺異常、發冷、發燙。

腳：下肢麻木、發冷、發燙、疼痛、腳跟貼地疼痛、肌肉跳動。

肌肉、關節：頸部緊繃痠痛、肩膀緊繃痠痛；全身肌肉疼痛、多處神經痛、背部及腰部緊繃疼痛、關節倦怠或無力。

呼吸器官：呼吸困難、肋間神經痛、呼吸肌肉緊繃痠痛、呼
　　　　　吸道阻塞感、類似鼻塞而無法呼吸、不自主深呼
　　　　　吸或嘆氣。

心臟：心悸（感覺到心跳）、心跳加速、心跳強勁、心臟無
　　　力感、胸悶、胸部壓迫感。

血液循環：血壓起伏變動、頭昏眼花、手腳冰冷、臉部潮紅
　　　　　燥熱、起立性暈眩、血氣上衝、偏頭痛。

消化器官：食道阻塞感、噁心、嘔吐、胃部發熱、胃部痙
　　　　　攣、腹脹、腹部疼痛、便秘或腹瀉、腸胃蠕動異
　　　　　常、肛門口不快感、便意感頻繁。

膀胱：膀胱神經敏感、尿意感頻繁、頻尿、排尿不易、排尿
　　　後不適感、殘尿感、尿床。

生殖器：性功能障礙。

皮膚：多汗、不出汗、異常發汗、皮膚乾燥、全身發癢、發
　　　燙、發冷。

精神症狀：焦躁易怒、莫名其妙的恐慌不安感、寂寞孤獨
　　　　　感、悲傷感、沒有慾望、注意力不集中、記憶力
　　　　　減退。

全身症狀：全身倦怠、異常疲勞、全身無力、提不起勁、輕
　　　　　度發燒發燙、缺乏食慾、睡不著、淺眠或多夢、
　　　　　白天賴床睏倦。

這類體質的不孕婦女，要特別注意腸胃方面的症狀，因為即使懷孕了，早期容易有妊娠劇吐的狀況，中後期也容易有失眠的現象；而在產後容易有憂鬱症，而由於緊張的媽媽，容易胎教出敏感的小孩，夜晚哭鬧等，只會使得媽媽更加手忙腳亂及精神耗弱。

　　各位讀到此，應了解這類體質的不孕婦女，要多把心思放在外界，是最有利的調理，唱歌、慈善、環保等活動的參與，而別執著鑽牛角尖；平日，多唸聖經、佛經也不錯，穩定的頻率，有利於穩定的氣血，對於檢查沒特殊問題的不孕婦女，有時，靜心誦經，功效不輸中西藥。

　　睡眠障礙體質不孕婦女的保健建議：

　　失眠的原因因人而異，對許多人而言，不良的生活習慣，如在睡覺前短時間內喝咖啡或酒、吸菸或嚼檳榔是主因。其他如壓力、輪班工作、時差或環境因素可能都是造成失眠的原因。在此提供睡眠障礙體質不孕婦女，自我照顧的方法和技巧，可以加強使用中醫療法，治療不孕的效果：

建立良好的睡眠習慣：

　　盡量每天固定的時間上床及起床，即使是假日也是如此，將有助於睡眠品質。睡眠時間是否足夠是由隔天精神是否飽滿而決定，不一定要睡滿 8 小時才足夠。

◆ 避免在白天睡覺：

建議盡量避免在白天睡覺，以減少對夜晚睡眠的影響。

◆ 運動：

規則的身體活動，如每天快走或慢跑 20–30 分鐘是極佳的放鬆調劑。不過，請記住睡前 2–3 小時的運動將使人到睡覺時間都還保持清醒。

◆ 避免咖啡及香菸：

咖啡及香菸均為興奮性物質，請過了中午 2 點以後不要飲用茶、咖啡……等飲料。

◆ 避免晚餐喝湯：

一來是減少晚上睡覺時，起床小便的機會；再來是部分虛症婦女，胃食道閉鎖不良，湯水容易從胃回流食道，而影響睡眠。

◆ 避免晚餐吃水果：

水果屬生冷，故過中午 2 點以後不宜用。

◆ 晚餐減少澱粉類的攝取：

澱粉類的食物，入睡身體要休息，攝取量宜減少，或用肉類及蔬菜取代。

睡前可以做的事情：

◆ 放鬆：

聽輕柔的音樂或練習肌肉放鬆技巧。

◇ 洗溫水澡：

睡前一小時洗溫水澡或用溫熱水泡腳，有助於氣血循環及肌肉放鬆，可協助睡眠。

◇ 避免吃太飽：

盡量不要吃甜的食物以減少對夜晚睡眠的影響。容易引起胃灼熱感、胃脹氣…等不適的食物避免食用。盡量避免飯後馬上就寢。

◇ 避免喝酒：

睡前飲酒可能會讓人昏昏欲睡，但是同時亦會讓人過早醒來，並破壞睡眠的品質。

◇ 減低噪音，避免過熱、太冷、太亮的環境：可以使用耳塞、眼罩、窗簾、冷暖氣等，來減少環境的干擾。

◇ 當生氣、緊張、操煩、心情不好而無法入睡時，千萬不要躺在床上勉強入睡！建議起床做些別的事，到心情平穩，想睡的時候再上床入睡，睡覺前最好心無雜念。

◇ 不要在床上看電視。

在了解不孕的體質分類之後，調整體質，是中醫療法的重要策略，而調整體質的方法有食療、養生、與藥療。

食療

距今約二百多年的清代著名醫學家，徐靈胎，所著的《神農本草經百種錄》特別記載了雞的藥用特性，認為雞于十二地支屬酉，而身輕能飛，其聲嘹亮，于五音屬商，乃得金氣之清虛者也。

五臟之氣，木能疏土，金能疏木，雞屬金，故能疏達肝氣，是難得可以調養肝血，補脾養血的上品藥。我覺得，洄溪老人融合了五行觀念及中醫基礎理論，精要的點出臨床如何運用這個常用的食療。

在其他古籍中，也指出雞有補氣益精，補腎清虛熱，強筋骨，活血脈，調月經，止白帶的功效，因此，我將之視為治不孕症，一個非常重要的治療策略。除了少數因為免疫問題、急性化膿性骨盆腔炎、腥臭味白帶、子宮內膜異位症等，而表視出實熱或血熱的個案，不宜用雞來補以外，大凡，不孕婦女有耗氣、傷神、精不足、卵巢功能不足或早期衰竭、反覆不癒的帶下等的氣鬱型、虛冷性、虛熱性體質等，雞皆為最佳的藥材之一。

或許，大家會很好奇，雞？不是經常在吃嗎？有什麼神奇之處嗎？

有，絕對有！

十多年來，我可能是推薦喝雞湯，因此而吃掉最多雞的不孕症醫師，這方法，有替貧瘠土地施肥的功效，有讓冰雪之地入春的熱力，也有提供產蛋、孵蛋所需的能量！妙在運用，妙在存乎一心的靈活變化，並非依樣畫葫蘆，所可取得的功效。

－雞，要這樣吃法－

濃度：吃雞肉、喝雞湯，不稀罕，重點在濃度。

根據我的經驗，最好一天一隻雞的濃度，主要是取雞湯冷卻後，去表面油的澄清雞湯汁，超市一般大的雞，約可集取日常食用碗兩碗的湯汁。土雞的雞湯，會多二至三倍的量，對於卵巢功能不足或早期衰竭、虛熱性體質的不孕婦女，可多食用含膠質的部位。

食用前要去掉的雞湯浮油，或燉爛雞爪，取其膠質成分尤佳，目前市面上上架的雞湯，濃度不足以達到有藥效的程度。

雞湯蒸燉法：

材料：中型全雞，去除內臟，切成 5、6 塊，入鍋前用刀背
　　　輕拍打過。

作法：1、以瓦斯爐中火蒸燉 4 小時，注意鍋內的水量勿燒
　　　乾。

2、取出裝盛雞汁碗置冷後，放入冰箱冷藏室，待表
面雞油凝結成硬塊後，撈出丟棄。

「滴雞湯」圖示：

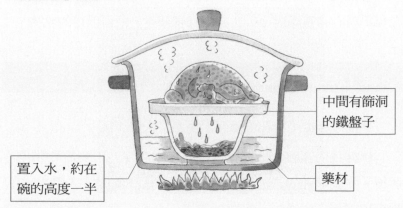

中間有篩洞
的鐵盤子

藥材

置入水，約在
碗的高度一半

服法：每日一隻雞，雞汁分兩次或多次飲用皆可，溫熱飲用，
可放少許鹽。

搭配藥材的食補

中醫針對不同體質，調配不同的處方，而且可以加在上述
的雞，一起調煮，不但沒有吃藥的感覺，有時，還是一道純美
的佳餚！

◆ 月月順雞湯：月經不規則，是不孕婦女常見的症狀，根
　　　　　　　本抓不到排卵的時間，本湯膳有補脾疏

　　　　　　　　肝，補血安神的功效。

材料：白芍 10g，當歸 15g，白朮 15g，柴胡 3g，遠志
　　　3g，甘草 0.9g，雞肉（量依喜好增減）、鹽、米酒。

作法：一、將中藥材洗淨後置一旁備用，當歸洗淨後浸
　　　　　泡米酒中；雞肉洗淨後放置一旁備用。

　　　二、準備 2 個鍋子加入八分滿左右的水，煮滾後
　　　　　一個用來汆燙雞肉，去油脂及血水；一個用
　　　　　來煮雞湯。

　　　三、待水滾後將中藥材放入鍋中燜煮，當歸除
　　　　　外。

　　　四、將中藥材煮約 10 分鐘後，將雞肉放入鍋中
　　　　　轉小火燉煮。

　　　五、待雞肉煮熟後最後再加入當歸，即可開始調
　　　　　味。

　　　六、可依喜好加入適量的鹽巴和米酒，調味好後
　　　　　即可開始享用。

中醫師小叮嚀：此湯膳對於經期延後者，有調理作用，
**　　　　　　　若月經延期過久，仍應就醫查明原因，**
**　　　　　　　並排除懷孕等因素，此湯膳適合一般月**
**　　　　　　　經調理服用，對於因壓力大月經失調、**
**　　　　　　　月經過期不至者，或經期情緒容易暴躁**

者尤其合適。

禁忌症：如果因為器質性病變的月經失調者不宜食用。

營養分析：一人份／熱量 248 Kcal ／蛋白質 16.1g ／脂肪
19.9g ／醣類 0g ／膽固醇 74mg

◆ 八珍雞湯：對於氣虛或虛冷型體質的不孕婦女合適，亦
　　　　　　可搭配在卵巢功能不足或早期衰竭體質的不
　　　　　　孕婦女。

材料：雞 1500g、補血的「四物」：當歸 15g、生地黃
　　　15g、芍藥 10g、川芎 10g。
　　　補氣的「四君子」：黨參 15g、白朮 10g、茯苓
　　　10g、甘草 5g。

調料：鹽 8g、料酒 15g、大蔥 10g、薑 10g。

作法：一、將雞放入沸水鍋內燙熟（約 3 分鐘），撈出
　　　　　血水後，切成大塊雞肉。
　　　二、裝當歸、黨參、川芎、白朮、赤芍、茯苓、
　　　　　甘草洗淨，用乾淨紗布裝好，紮口備用。
　　　三、裝藥袋、雞塊及調料放入沙鍋內，倒入 5–7
　　　　　碗水，用旺火煮沸，撇去浮沫，再轉用文火
　　　　　燜煮至雞肉熟爛。

中醫師小叮嚀：本湯膳適合氣虛、血虛及虛冷體質，方
　　　　　　中有補血之四物湯、補氣之四君子湯，
　　　　　　可調和營衛，氣血雙補，適合面色蒼白
　　　　　　或黯淡，容易頭暈、四肢倦怠、疲倦不
　　　　　　欲言，心悸及食慾不振不孕婦女之調
　　　　　　養。
禁忌症：本方為補養方，風寒感冒、實熱證者不宜，女
　　　　子月經期間、剛手術傷口未痊癒者、疾病感染
　　　　期，均要避免使用。

營養分析：一人份／熱量 214 Kcal ／蛋白質 20g ／脂肪
　　　　　14.3g ／醣類 0g ／膽固醇 39mg

◆ 山藥白果烏骨雞湯：對於氣虛或虛冷型，常覺白帶偏
　　　　　　　　　　多、膀胱無力、頻尿或記憶力減退
　　　　　　　　　　體質的不孕婦女合適，亦可搭配在
　　　　　　　　　　卵巢功能不足或早期衰竭、虛熱性
　　　　　　　　　　體質的不孕婦女。
材料：芡實 6g，茯苓 6g，枸杞 6g，杜仲 10g，益智仁
　　　6g，白果仁 50g，山藥半斤，薑片 3 片，烏骨雞
　　　（量依喜好增減）、鹽適量、米酒。
作法：一、將中藥材洗淨後置一旁備用；白果仁洗淨後

再用水浸泡後備用；山藥洗淨後，削皮切塊
後備用；雞肉洗淨後放置一旁備用。

二、準備兩鍋子，一鍋水約五分滿，用來氽燙雞
肉；另一鍋水約八分滿，水滾後將雞肉放入
熬雞湯。

三、雞湯滾後約 5–10 分後，將所有藥材、薑片
放入後轉小火熬湯。

四、待湯頭顏色改變約 20–30 分，雞肉煮軟後，
即可依喜好加入鹽巴、米酒調味完後，即可
享用。

**中醫師小叮嚀：可用於腸胃較弱，抵抗力差，長期精神
耗弱者食用。**

**禁忌症：生白果有毒，炒後能降低毒性，增強斂澀作
用，具有平喘、止帶、縮尿的功效。每人每日
建議量不宜超過 10g。**

營養分析：一人份／熱量 106 Kcal ／蛋白質 19.31g ／脂
肪 2.6g ／醣類 2.4g ／膽固醇 83mg

◆ 蒲公英當歸燉烏骨雞：宜於氣鬱肝逆化熱體質。
材料：蒲公英 3 錢、當歸 3 錢、烏骨雞腿 1 隻、鹽 2 小

匙、米酒少許

作法：一、用米酒泡當歸，悶在袋子裡 3~5 分鐘，讓當
　　　　　歸入味。

　　　二、稍微清洗蒲公英後，將蒲公英泡在洗菜籃裡
　　　　　1~2 分鐘。

　　　三、蒲公英 +6 碗水熬汁，以大火煮開後，再轉
　　　　　小火煮 5 分鐘，去渣留汁。熬煮湯汁的過程
　　　　　中，可試蒲公英汁的味道是否太苦。

　　　四、雞腿剁塊，汆燙後撈起連同當歸一起，加入
　　　　　蒲公英汁中，再以大火煮開後，轉為小火將
　　　　　雞肉燉至熟爛，最後再加鹽調味和米酒調味
　　　　　即可。

若不喜歡口味太苦的，可以從步驟 3 之後重煮一
鍋熱水，將剛剛汆燙過的雞肉和當歸一起加入熬
煮新的湯汁，煮滾後轉為小火，再依個人口味將
適量的蒲公英汁加入剛剛新煮的湯汁裡。

烹煮時的小撇步：

＊不喜歡酒味的可以在蒲公英水煮開的時候，就
　加酒進去

＊喜歡較重酒味的，可以在最後調味時再依個人
　口味加酒即可

＊當歸不要一開始就跟雞腿塊一起煮，這樣會使

當歸失去原來的味道，應該要等大火煮開轉小火之後，再將當歸放入。

＊如果想要湯頭的口感更好，可以在最後調味時依個人口味放入適量的薄荷。

中醫師小叮嚀：此湯膳搭配蒲公英，對於經前乳房脹痛厲害，容易長青春痘及脾氣暴躁的不孕婦女合適，亦可酌減當歸、雞的比重，用於子宮內膜異位、免疫反應強烈，而有血熱、實熱的不孕婦女。

禁忌症：當歸與西藥之抗凝血劑、抗血小板劑、纖維蛋白質分解劑併用，有增加出血的風險，有服用抗凝血劑等患者宜慎服。

營養分析：一人份／熱量 297 Kcal ／蛋白質 30.5g ／脂肪 7.1g ／醣類 0g ／膽固醇 88mg

◆ 蓯蓉羊肉粥：對於氣虛或虛冷型體質的不孕婦女合適，亦可搭配在卵巢功能不足或早期衰竭體質的不孕婦女。

材料：肉蓯蓉 15g，瘦羊肉 100g，粳米 100g，蔥白 2 根，薑 3 片，黃酒 2 大匙，鹽適量。

作法：一、將肉蓯蓉、瘦羊肉、粳米、蔥、薑洗淨後，
　　　　　將蔥切成段、薑及瘦羊肉切成絲後備用。

　　　二、準備兩鍋子，一鍋水加至八分滿，將粳米放
　　　　　入熬粥；另一鍋水加三分滿，將肉蓯蓉放入
　　　　　熬汁。

　　　三、待粥滾後，加入肉蓯蓉汁、瘦羊肉及蔥薑
　　　　　後，轉小火熬煮。

　　　四、當粥成黏稠狀、羊肉煮軟時，即可開始調
　　　　　味，依喜好加入鹽巴及黃酒。

　　　五、調味完成即可享用。

中醫師小叮嚀：此湯膳主要治療腎陽不足造成的經血不
**　　　　　　　調、筋骨無力、腰膝痠軟，亦是幫助虛**
**　　　　　　　性體質婦女懷孕（臉色缺乏光澤、晦暗）**
**　　　　　　　不錯之調理藥膳，對於手足冰冷之患者**
**　　　　　　　尤適合服用。**
禁忌症：子宮內膜異位、免疫反應強烈，而有血熱、實
**　　　　熱的不孕婦女不宜服用，另外腸胃功能欠佳，**
**　　　　容易拉肚子者，羊肉不宜食用。**

營養分析：一人份／熱量 551 Kcal ／蛋白質 25.8g ／脂肪
　　　　　13.6g ／醣類 77.7g ／膽固醇 24mg

◆ 黃耆黨參燉豬腳：對於氣虛或虛冷型體質的不孕婦女合
　　　　　　　　適，亦可搭配在卵巢功能不足或早期
　　　　　　　　衰竭、虛熱性體質的不孕婦女，可多
　　　　　　　　食用豬腳含膠質的部位。

材料：黃耆 15g，黨參 12g，紅棗 10 粒，花生 50g，黑木
　　　耳（依喜好增減），豬腳 1 斤半、鹽、米酒。

作法：一、將中藥材洗淨後置一旁備用，如有紗布袋，
　　　　　可將藥材裝入紗布袋中；豬腳洗淨後，切塊
　　　　　放置一旁備用。

　　　二、準備 2 個鍋子加入八分滿左右的水，水煮滾
　　　　　後一個用來汆燙去除豬腳的腥味及油脂；另
　　　　　一鍋加入中藥材、黑木耳及花生燜煮。

　　　三、待水滾後，將豬腳放入鍋中以小火燜煮約兩
　　　　　小時。

　　　四、待豬腳煮爛後，依喜好加入鹽巴調味及米
　　　　　酒，即可享用。

中醫師小叮嚀：豬腳因豬蹄中有豐富的膠質蛋白，又有
　　　　　　　鈣磷礦物質，有強健筋骨、振奮精神、
　　　　　　　補益強身之效。

禁忌症：子宮內膜異位、免疫反應強烈，而有血熱、實
　　　　熱的不孕婦女不宜服用。

營養分析：一人份／熱量 183 Kcal ／蛋白質 22g ／脂肪 5g ／醣類 11.1g ／膽固醇 61mg

◆ 何首烏骨碎補燉鯽魚：對於氣虛或虛冷型，身體容易水腫，或容易便秘體質的不孕婦女適用，亦可搭配在卵巢功能不足或早期衰竭體質的不孕婦女。

材料：何首烏 30g、骨碎補 30g、杜仲 30g、鯽魚一條、胡蘿蔔、洋蔥、蔥花、鹽、黑醋、蠔油適量。

作法：一、將鯽魚洗淨整理過後，將蠔油平抹魚身上。
　　　二、滴入適量黑醋，將蔥花、胡蘿蔔、洋蔥鋪上。
　　　三、放入盤中，置於鍋中清蒸至熟。

中醫師小叮嚀：本方有潤腸通便，活血續傷，補腎強骨，對於常腰酸痛，便秘，容易水腫，有調理作用。

禁忌症：子宮內膜異位、免疫反應強烈，而有血熱、實熱的不孕婦女不宜服用。

營養分析：一人份／熱量 8.31 Kcal ／蛋白質 0.25g ／脂肪 1.156g ／醣類 0g ／膽固醇 74mg

◆ 山藥豬腰燉：對於氣虛或虛冷型體質的不孕婦女合適，
亦可搭配在卵巢功能不足或早期衰竭、虛
熱性體質的不孕婦女。

材料：炙首烏 20g、當歸 10g、地骨皮 10g、山藥 10g、
麥冬 20g、豬腰 100g、薑絲、蒜末、鹽。

作法：一、將藥材用水沖過，將當歸泡酒，其他藥材與
蒜末一起放入鍋內，加水慢火煮。

二、將豬腰洗 切成塊狀備用。

三、待藥材水滾加入當歸煮 5 分鐘後，再將豬腰
放入鍋中加適量鹽巴與薑絲，豬腰煮熟即完
成。

**中醫師小叮嚀：脾胃為後天之氣，養胃可增強後天免疫
能力，此湯膳針對酸性體質，體溫偏
高、皮膚乾癢，有調理作用，特別是易
口乾舌燥、排便不暢之不孕婦女。**

禁忌症：感冒發燒及腸胃弱，易拉肚子的人慎服。

營養分析：一人份／熱量 65 Kcal ／蛋白質 11.3g ／脂肪
1.81g ／醣類 1.01g ／膽固醇 170.88mg

◆ 益氣養陰排骨湯：宜於氣鬱肝逆體質，補氣生津潤喉，

適於職場、家庭兩頭消耗太過，常感
疲倦，口渴，聲音沙啞的不孕婦女。

材料：小排骨 220g，黃耆 15 克，山藥 20 克，玉竹 10 克，
麥冬 10 克，石斛 10 克，薑 2 片，米酒 1 湯匙。

作法：一、小排骨用沸水燙過，去除血水。

二、將全部材料放入鍋中，加適量水。

三、大火煮滾，去除浮沫後改為小火，燉約 1 小
時，加鹽調味後即可食用。

**中醫師小叮嚀：本湯膳對於月經量愈來愈少，常有胃腸
症狀及身體保水能力不足的不孕婦女為
宜。**

**禁忌症：子宮內膜異位、免疫反應強烈，而有血熱、實
熱的不孕婦女不宜。**

營養分析：一人份／熱量 322 Kcal ／蛋白質 20g ／脂肪
21.2g ／醣類 13.1g ／膽固醇 73mg

養生

中醫養生強調天人一體，認為天地是個大宇宙，人身是個小宇宙，天人是相通的，天地的所有變化都會影響到人，不孕的調理，一定也要掌握這個基本的原理，順勢而為。

我常用太陽的日出日落一天為例，就是寓涵養生「日出而作、日落而息」的觀念。中醫養生很注重身、心、靈的協調，不但注意有形身體的鍛鍊保養，更注意心靈的修煉調養，身體會影響心跟靈，心、靈也會影響身體，彼此是一體的，缺一不可。

養生很重要的一環，動功！

養生的動功，都有一個特色，那就是與呼吸的搭配，與在現代醫學的有氧運動，有些類似，不過養生的動功，動作一般偏更緩和，富含更深層的意義。有時這養生功法，是會觸動心跟靈的，有時，那種喜悅，甚至更勝過懷孕得子，可見其可調理不孕體質的力量有多大！

在門診有限的時間，我交代的功課，往往是快走或慢跑，也行之多年，可以算是動功的一種。因為很簡單，也有運動生理學的理論證實，我們都知道，微血管是體內交換營養及代謝廢料的主要場所，平日的上班族，大約用到 20% 上下的微血管循環，維持日常功能所需。

意思是說，如果一個星期不運動，則一個星期營養進入及

代謝廢料的輸出，僅用到各個組織、器官五分之一的運輸功能，其他五分之四是處在不開放、不運作或休息中的狀態。

　　試想想，一位不孕職業婦女，讓自己骨盆裡的廢料排出效率這麼差，如果時間是，三個月或半年呢，那麼，卵巢不運作，陰道易發炎，輸卵管易阻住，不是很合理嗎？

　　我常常門診時會追問，膀胱容不容易頻尿，大便是否便秘等，也就是側面了解，這位不孕婦女，其循環及功能不好的情形，影響層面有多大，若子宮前面的膀胱也弱了，也無力了，而子宮後面的大腸蠕動也會差了。

　　子宮的循環不好，內膜容易偏薄，受精卵著床環境差，卵巢的循環不好，排卵能力偏差，當然排不出品質好的卵等等，都是很實際阻撓受孕的問題。

　　門診我也常常做腹診，上腹、下腹敲一敲，下腹按一按，脹氣的腸子，是否波及到胃及小腸，代表「後天」弱的程度。小腹是否軟或無力，更可以了解膀胱、大腸、子宮等循環，所需調理時間的長短，因此，幾個簡單的問診及診察，治療策略已攤在腦海裡了。

　　有一些我可能更想知道的資訊，已不是在中醫門診可取得的，比如詢問分泌物，每位的描述，有很大的落差。在婦產科門診，我就發現這個問題，我結合中醫望診於婦產科的檢查，

發現有明顯幫助提升中西醫整合療法的效果。

不孕婦女彼此間，對排卵的分泌物、白帶、黃帶、黏液、鼻涕狀等，有時需多描述其質、色、量等現象，如透明像蛋清，或像奶粉沖泡未完全溶化的塊狀，或每 3–4 個小時，棉墊就全濕了等，不然，中醫師有時是不容易聽聽簡單說明，就能真確判斷的。

我運用中醫望診的理論，將看舌頭、舌苔、舌色、舌質的技術，用在婦產科內診時，陰道及子宮頸的色、質，發現有更早期，更準確判斷體質及局部循環的效果。

畢竟，不孕，是骨盆裡的器官先發生了狀況，隔些日子，才會間接的由身體的外部，如舌、脈等表現出來。這一點，我仍認為中西醫不孕整合療法，一定會是未來治不孕的主流療法。

另一個沒有適度運動，會造成的殺傷力，是肺部的微血管，不能有效率的將新鮮氧氣輸送到包括卵巢、子宮等的全身各器官，於是局部的二氧化碳及代謝廢料，局部加重了酸化組織的問題。

中醫的氣，一部分包含血中帶氧量的概念，血中、五臟、組織的帶氧量不足，也意味著氣不足，或氣虛的表現，於是所產生的氣虛體質、痰濕體質或酸化體質。若不孕婦女不改善不利健康行為，則將削弱中醫療法調理的效果，體質的確會因中醫介入改善而受孕；但受孕後、產後的狀況會比較多，嚴重者危及胎兒，輕者也陷自己於長期不好恢復的身體狀況！

我交代的功課是：

最好每天快走或慢跑，每次運動後心跳達到每分鐘 120–130 下，並且持續約 20–30 分鐘，如此一來，全身充滿帶氧血，且代謝廢料快速排出，最重要的是微血管幾乎 100% 打開來輸送及運作，這是打通全身血脈的。

過去治療不孕症，常有很快就懷孕的，或試管多次失敗，很難處理的個案也成功受孕的好成績。我相信，不孕婦女努力執行這項功課，讓自己的骨盆、卵巢、輸卵管、子宮循環順暢，是有很大程度的加分作用。

運動生理的運動量評估

進行低至適中強度的運動，如：步行、慢跑，目標心率達最大心率的 60%–75% 左右，不但有助控制體重，還加強身體消耗脂肪的能力，促進脂肪代謝，減少脂肪過量積聚。

一般來說，以中等運動的速度行走，時速應該在 6 公里左右，亦有研究指出 30 分鐘走 3 公里是預防心血管疾病的最佳運動方式，可用下列方法來評估：

計算最大心跳率的百分比（Percent of Maximal Heart Rate）

計算公式：220– 年齡 = 最大心跳率

假設你是 20 歲，計算方法是 220-20，即 200 是你的最高心跳率。

中等運動，就是任何一種能令你的心跳率達到最高心跳率的 60% 至 75%（如上所舉例，即是 130 至 150 左右的運動）。

說話測試（Talk Test）

◆ 在運動中出現心跳加快、呼吸加速、體溫上升，甚至是輕微出汗，而在運動期間仍然可以和同伴談話，便是自己可以應付的中等運動。

◆ 若是運動期間不能持續說話，這種運動對你來說可能已是太辛苦，可以先調輕緩一些，訓練一週後，再逐量增加即可。

◆ 快走容易，一般不需特別熱身，但對於沒運動習慣的人來說，最初可能不適應，常見是快走後腰腹部出現疼痛，這表示腹部核心區肌肉力量薄弱。這正是我所要的訓練，一個好的現象及過程；但如果是上腹部、膝蓋、下肢等疼痛，就宜放慢速度並酌量休息後才繼續。

不孕養生動功

不孕養生動功大抵與腎有關，與補氣有關，這些都適合室內操作：

◈ 按「湧泉」穴：

　　自古中國各地養生諺語中便有：「頭宜涼，肚宜飽，腳宜暖」。老人要長壽，「頭涼腳熱八分飽」很重要；「十指連心肝，腳冷周身寒」等都是來提醒人們要注意足部的保暖。而關於足部的養生，早在兩千年前《黃帝內經》就有記載：「陰脈集於足下，而聚於足心，謂經脈之行，三經皆起於足。」

　　從中醫的觀點來看，人的腳猶如樹之根，樹之繁茂首在根深，足是人體之根，是人體元氣凝聚之點，足部是三陰經的起點，三陽經的終點。刺激足部的穴位，信號會沿著經絡傳導全身從而疏通經脈，改善內臟功能，這也是腳之所以被稱為人體「第二心臟」的原因。

　　「第二心臟」的理由，是根據生物全息理論來認定的，腳底是很多內臟器官的反射區，按照「生物全息論」的觀點，腳穴同耳穴、第二掌骨側一樣，成為人體的縮影，完整地聯繫著全身臟腑器官。

　　保持足部的溫暖可以改善全身血液循環，調節臟腑器官功能，有助於消除內臟的病理變化，並且提高機體自我防禦及免疫力。保持足部的溫暖，可以採取足浴療法，分為普通的熱水足浴療法，和中藥足浴療法。

關於足浴療法最早出現在《黃帝內經》中，在《素問‧陰陽應象大論》中有「寒者熱之，熱者寒之……摩之浴之」。古人也說：「春天洗腳，升陽固脫。夏天洗腳，暑濕可去。秋天洗腳，肺潤腸濡。冬天洗腳，丹田溫灼。」宋代蘇東坡曾說：「熱浴足法，其效初不甚覺，但積累百餘日，功用不可量，比之服藥，其效百倍」。

另一個讓腳暖起來，更有效率的方法是按摩「湧泉穴」！

在中醫古醫籍《黃帝內經》中載明：「腎出於湧泉，湧泉者足心也。」意思是說，腎經之氣猶如源泉之水，來源於足下，是足部非常重要的穴道。意味著，湧泉穴所出能灌溉周身四肢各處，又因屬於腎經井穴，所以，湧泉穴除了在人體養生、防治、治病、保健等各個方面顯示出重要作用外，也是治療不孕一個重要的穴道。

睡前用大拇指將湧泉穴（腳底板等分為三等分，取上三分之一處的中間凹陷）搓熱，約 10 分鐘，可以使人容易入睡，而且能睡得熟，對睡眠障礙型、腎虛冷型體質的不孕婦女，尤其合適。

◈ 漱玉津天水：

玉津就是口水，在醫學入門中，又稱天一水，是治療腎水不足，很好的療法，也是對陰虛血熱、酸性體質的不孕婦女，

是一個能增加代謝、清虛熱的簡易方法。

操做方法：從頭到尾，全程嘴巴都是合著的，首先將舌頭
伸出牙齒外，由上面開始，由左慢慢撫擦牙
齒、牙齦向右轉動，一共轉 12 圈，再由右向左
轉動 12 圈，將口水含在口中。

接下來，舌頭在口腔裏，圍繞上下顎轉動。左
轉 12 圈後，再右轉 12 圈，此時，已有大量口
水在口腔內，每次僅小心的吞一小口，好像極
珍貴的津液，又甜又濃郁，然後感覺這一小口
口水，沿食道慢慢滲入胃中，而整個胃，因而
暖和起來，好像冬天，寒風中，喝一口薑湯，
全身都熱起來的舒暢，待此舒暢感，慢慢褪
去，則再吞下一口口水。

◈ 補腎呼吸功法：

補腎呼吸功法，是學習自台大蔡敦仁教授所發表的一篇氣
功研究，蔡教授研究對洗腎病人，進行一個簡單呼吸功法的研
究，發現對這類中醫認為「腎竭」的病人，有減少洗腎次數，
顯著提升性功能的結果。

基本上，一個循環約 30 秒，最好可以每天做 25–30 分鐘，
這個簡易的功法，在辦公室就可以做，極為便利可行。

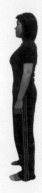

示範：陽明中醫科／林俐嘉醫師

圖1：首先，兩腳打開與肩平寬，兩手自然下垂，兩肩放鬆，自
　　　然呼吸。

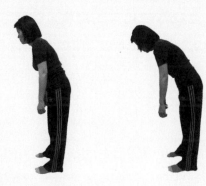

圖2～3：嘴巴或鼻子慢慢吐氣，腰以上身體慢慢向前傾斜，兩
　　　　手始終自然下垂，兩肩放鬆。

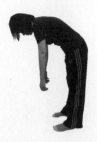

圖4：直到約45~50度彎腰時，感覺上半身的重量全部由腰椎支
　　　撐時，暫停數秒，讓氣吐完。

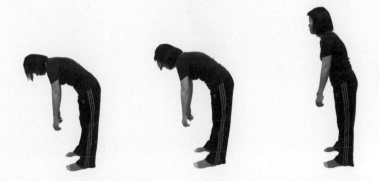

圖5～7：氣吐完之後，接下來鼻子慢慢吸氣，身體由彎腰緩緩
　　　　恢復直立姿勢。

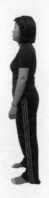

圖 8：身體恢復成原來站立姿勢。

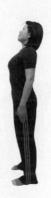

圖 9：兩手中指貼於兩側大腿中線（即褲縫處），繼續吸氣，胸
部挺出，如立正站好的姿勢，當肺部充滿飽飽的氣時，憋
氣暫停數秒。再開始準備進行，下一個循環動作。

◈ 擊腎腑膀胱功法：

敲膀胱部位，即是小腹及少腹的位置。

一般可用按摩、排打法（手掌拍打）或搥擊法（用拳搥擊）。

用力要輕巧且有反彈感，動作要有節奏，快慢適中即可；拍打的基本作用在於疏通氣血，取其震盪經絡，疏通氣血之功。

一般養生功法是以按摩或掌心搓熱，按摩或貼在小腹上，適用於虛冷性體質；若為其他體質，可以用敲擊膀胱的手法，療效較快且明顯。

排卵期前、後，功法不同：

排卵期前：多用拍打法或搥擊法。

排卵期後：多用掌心搓熱，按貼小腹。

由於小腹內藏有膀胱、卵巢及子宮，沖脈和任脈循行於此，所以按摩、拍打法或搥擊法，能使得中醫的包括腎、膀胱、大腸、女子胞等內臟，有活絡氣血的功效，而達到提高受孕的能力。

◆ 功法功效：

1、作用於膀胱，有清濕熱、利膀胱的作用，對不孕婦女合併有膀胱症狀者，如尿頻、尿急、尿痛、小便不利、尿不乾淨等有不錯改善的效果。

2、作用於大腸，有清利濕熱、利大腸的作用，對不孕婦女合併有大腸症狀者，如便秘、泄瀉、痔瘡、便血等有一定防治作用。

3、對不孕婦女合併有月經不調的症狀、反覆不癒性白帶者，可經常使用此功法。

◆ 練功方法：

1、首先小便排空。

2、站立雙腳與肩同寬，全身放鬆，採腹式呼吸。

3、手指併攏成掌，掌心含空。握拳或手刀亦可，重點是虛握，讓拍打動作有彈性。

4、敲打在小腹或少腹部，由上而下，反復操作操作。習慣後可慢慢加重力道 .。

5、有空就可多敲打，一天多次，每次約 3 到 5 分鐘。

◆ 禁忌：

1、孕婦不宜，可改用掌心摩熱後，輕摩少腹、小腹。

2、不孕症者在排卵期前做，排卵後則不宜再做。

3、有局部病變者不宜。諸如潰瘍、出血等。施行部位有病
　變者，請詢問醫師後再施行。

藥療

分為外用及內服藥療兩大類，來作說明。

外用藥

外用藥療依作用，再分為：薰蒸療法，外洗療法，外貼療法。

◈ 薰蒸療法：

一、活血化瘀型：

功效：理氣、活血、化瘀。

成分：當歸尾、紅花、伸筋草、透骨草、海桐皮、乳香、沒藥、薑黃、桂枝、艾葉、五加皮。

使用時機：活血化瘀適合子宮肌瘤、子宮內膜異位、子宮腺肌症、巧克力囊腫等子宮疾患者，另外在婦女月經經行時以及流產時期可促進子宮循環，促進經血排淨及降低子宮疾患發生之機率。

使用方法：使用藥材薰蒸小腹及下背部八髎穴附近，前後各十五分鐘。

二、溫陽通絡型：

功效：補陽、溫裡、通絡。

成分：當歸尾、紅花、伸筋草、透骨草、海桐皮、三稜、莪朮、艾葉、川椒、秦艽。

使用時機：適合欲懷孕婦女，尤以排卵期附近宜加強薰蒸之治療，對於高溫期溫度不夠長、習慣性流產，以及妊娠早期出血者，皆建議薰蒸療法持續至胚胎出現心跳前，此組成藥材以補陽通絡之藥材為主，可提升子宮血流量，提高懷孕的機率。

使用方法：使用藥材薰蒸小腹及下背部八髎穴附近，前後各十五分鐘。

◈ 外洗療法：

在排卵及月經前後的白帶是屬於正常的生理現象，不需治療！

外洗療法適合有帶下問題之婦女，除了一般正常生理性的分泌物外，部分女性有帶下之困擾，帶下的問題也會影響懷孕的機率，一般帶下大致分為感染性與非感染性，非感染型多為脾虛或腎虛引起，感染型則可能為念珠菌、滴蟲等，而外洗方則有不同的建議：

一、非感染型：

　　功效：補陽、溫裡、通絡。

　　成分：同溫陽通絡型薰蒸方：白芷、當歸、乾薑、艾
　　　　　葉、秦艽各五錢。

　　使用時機：此種帶下多為帶下綿綿，質黏色黃，疲倦
　　　　　　　時更易出現，若是脾虛患者較容易有肢體浮腫
　　　　　　　或腹脹胃口差，帶下透明質較黏，腎虛患者則
　　　　　　　帶下質比脾虛證稀，量也較多，常并兼見腰痠
　　　　　　　腿軟，頭暈眼花等腎虛症狀，而不論脾虛或腎
　　　　　　　虛，帶下皆無異味，外陰也不會有瘙癢情形。
　　　　　　　此種外洗方可使用補陽溫裡通絡型。

　　使用方法：可將藥材使用2000c.c.水煮三十分鐘後坐浴，
　　　　　　　或是使用三溫暖烤箱，將藥材放入底座之鍋具
　　　　　　　加熱，外薰陰部亦可，建議每日十五到二十分
　　　　　　　鐘。

二、感染型：

　　功效：清熱、除濕。

　　成分：蛇床子、黃柏、土茯苓、百部、苦參根各五錢。

　　使用時機：此種外洗方主要適合感染造成的白帶，帶
　　　　　　　下若為豆腐渣樣可能為念珠菌感染，若顏色偏
　　　　　　　黃膿樣有泡沫，並伴有腥臭味則可能為滴蟲感

染，此種白帶多會伴隨外陰癢，感染之陰道屬
於濕熱之環境，因此適合清熱除濕之外洗方，
可逐漸改善外陰癢及帶下之問題。

使用方法：可將藥材使用2000c.c.水煮三十分鐘後坐浴，
或是使用三溫暖烤箱，將藥材放入底座之鍋具
加熱，外薰陰部亦可，建議每日十五到二十分
鐘。

◈ 外貼療法：

早在《黃帝內經》，以及明代李時珍「本草綱目」已記錄許
多疾病的外敷療法，除一般的傷科疼痛外貼藥布外經皮吸收改
善局部肌肉的發炎反應外，中醫也使用三伏貼藥材治療呼吸道
過敏疾患。

在婦科不孕方面，亦可利用中醫外治法來改善子宮的問
題，中藥外治法是將適合之中藥材製成膏狀或丸狀，將藥物外
敷於不孕婦女特定的穴道上，通過皮膚吸收，藥力集中直接，
通過經絡系統，調和氣血，發揮治療疾病的作用。

優點為安全無副作用，患者較不會有不舒服的感覺。外貼
療法適合各類體質的不孕症使用，以有明顯症狀，如有痛經、
子宮或卵巢腫瘤、子宮內膜異位症等，強力推薦，其中又分實
證及虛症，分述如下：

一、實證痛經：

　　功效：活血、化瘀、通絡、止痛。

　　成分：益母草、香附、乳香、沒藥、延胡索各五錢。

　　使用時機：此種痛經多於經前或經行小腹墜脹而痛，

　　　　　　　經色或紅或紫，可能伴隨有血塊，經行不暢，

　　　　　　　排出血塊或月經後期則較不痛。

　　使用方法：將上述藥材生藥打成粉劑後調勻，加入薑

　　　　　　　汁調和至黏稠狀，並搓成丸劑敷貼於小腹氣

　　　　　　　海、關元、子宮穴，以及下背部八髎穴處，每

　　　　　　　次敷貼 3–4 小時後取下。

二、虛證痛經：

　　功效：行氣、溫裡、活絡、止痛。

　　成分：乾薑、白芥子、延胡索、丁香、艾葉各五錢。

　　使用時機：虛證的經痛多於經行或經後腹痛，腹痛較

　　　　　　　實證痛經輕微，多為小腹悶痛，經血多為淡紅

　　　　　　　色，月經量較少，身體常較怕冷，或容易腰痠

　　　　　　　背痛者。

　　使用方法：將上述藥材生藥打成粉劑後調勻，加入薑

　　　　　　　汁調和至黏稠狀，並搓成丸劑敷貼於小腹氣

　　　　　　　海、關元、子宮穴，以及背部腎俞、氣海俞、

八髎穴處，每次敷貼 3–4 小時後取下。

三、實證子宮腫瘤：

功效：活血、化瘀

成分：香附、乳香、沒藥、丹參、鬱金、當歸尾、三
　　　稜、莪尤各五錢。

使用時機：經西醫檢查有子宮疾患如子宮肌瘤、子宮
　　　　　肌腺症、子宮內膜異位、巧克力囊腫等，臨床
　　　　　上可能伴隨經行腹痛、月經量多、月經血塊等
　　　　　症狀，此類疾患在中醫來說屬於癥的一種，多
　　　　　因氣機阻滯，瘀血內停，日久漸積而成，因氣
　　　　　血循環較差導致疾病的發生，此類藥物多為攻
　　　　　伐活血化瘀為主，促使局部血液循環提升，降
　　　　　低或延緩子宮病變之發生。

使用方法：將上述藥材生藥打成粉劑後調勻，加入薑
　　　　　汁調和至黏稠狀，並搓成丸劑敷貼於小腹氣
　　　　　海、關元、子宮穴，以及下背部八髎穴處，每
　　　　　次敷貼 3–4 小時後取下。

四、虛證子宮腫瘤：

功效：行氣溫裡化瘀

成分：鬱金、香附、丹參、當歸尾、延胡索、艾葉各

五錢。

使用時機：經西醫檢查有子宮肌瘤等患者，虛證之患者臨床上較無明顯不適之症狀，但是患者本身多為怕冷、容易疲倦，或是伴有胃口差、頻尿、或大便稀溏者，虛證患者則較不適合攻伐較過之藥材，因此採以行氣溫裡化瘀為主之藥物，中醫認為，氣行則血行，氣順則血液循環狀況會更好，將可避免局部血瘀日積月累形成往後腫瘤之發生。

使用方法：將上述藥材生藥打成粉劑後調勻，加入薑汁調和至黏稠狀，並搓成丸劑敷貼於小腹氣海、關元、子宮穴，以及背部腎俞、氣海俞、八髎穴處，每次敷貼 3–4 小時後取下。

內服藥

內服藥療依常見體質，調整不同處方：

◈ 腰痠痛型體質的中醫療法：

以下是中醫師在診斷腰痠痛型體質不孕婦女時，更詳細的分類及治療方向，有此體質的不孕婦女，應該不會很難判斷自己的體質。

症　狀	分　類	建議療法	主　方	調理藥茶	使用時機
腰痠，隱隱作痛，喜歡按摩、熱敷，太勞累或性行為以後加重，休息改善。	腎氣不足腰腑不健	補腎壯腰	青蛾丸、黃耆五物湯	白朮 30g、巴戟天 15g、補骨脂 3g、肉蓯蓉 10g、西洋參 5g、麥冬 10g、五味子 1g、杜仲 10g、蓮肉 20 個（不去心）、熟地 15g、當歸 5g、白芍 10g	可早晚服用
腰痠，隱隱作痛、腰痠無力，下班時，腰甚至於挺不起來，口常乾，心容易煩，睡眠品質不好。	腎精不足陰虛火擾	滋陰制火	六味地黃丸	菟絲子（九炒）30g、白芍（九炒）30g、當歸（九洗）30g、熟地（九蒸）15g、山藥 5g、白茯苓 5g、芥穗（炒黑）5g、柴胡 5g	月經前或經行皆可服用

腰痠痛、膝蓋無力，手足容易冰冷，怕冷的人，易胸悶，頻尿。	腎陽不足腰絡失養挾濕	補腎溫陽	腎氣丸、七氣湯等	西洋參 10g、白朮 20g、茯苓 3g、車前子 8g、麻黃 3g、陳皮 5g、當歸 10g、薑半夏 6g、黃耆 10g、柴胡 1g、葛根 8g、巴戟天 8g、菟絲子 8g、茶葉 2g	適合白天服用
腰痠痛，工作壓力大，不順心，情緒低落，小腹悶脹。	鬱怒不解肝腎氣滯	養肝調氣補血	調肝散、補肝散	白芍（醋炒）18.8g、當歸（九洗）18.8g、白朮（土炒）18.8g、熟地 1.1g、甘草 1.1g、麥冬（去心）18.8g、通草 3.8g、柴胡 3.8g、遠志 3.8g	全天皆可服用
腰痠痛，常用腦過多，或擔心東擔心西的不孕婦女，胃也常脹不舒服，飲食好像不容易消化。	思慮傷脾精不輸腎	補脾助運	木香勻氣散、異功散	白芍 15g、當歸 15g（酒洗）、白朮 15g（土炒）、麥冬 15g（去心）、通草 3g、柴胡 3g、遠志 3g、車前子 9g、藿香 3g、甘草 0.9g	經前 3～5 天服用
腰痛而且感覺整個背脊都是冰的，頭不喜歡吹風、怕冷，肩膀容易緊繃	風寒痺阻腰絡	溫散寒濕	五積散、甘薑苓朮湯	川芎 10g、荊芥 10g、薄荷 15g、防風 2g、羌活 3g、甘草 2g、白芷 3g、麻黃 3g、白芍 20g、巴戟天 10g、菟絲子 10g、茶葉 2g	早餐後午前服用

| 腰痛下墜感，有時覺得腰痛處熱或腫，久坐或熱天、雨天加重，無力感 | 濕熱痹阻 | 化濕清熱 | 二妙散 | 地骨皮（九洗）20g、黃柏 3g、知母 6g、丹皮 10g、石斛 10g、沙參 10g、麥冬 10g、元參（酒洗）10g、五味子 2g、炒白朮 3g、巴戟天（鹽水浸）5g、菟絲子 5g | 月經第 5 天以後服用 |

◆ 睡眠障礙型體質的中醫療法：

睡眠時間是身體修復的時間，晚上十一點到凌晨一點是膽經，凌晨一點到凌晨三點為肝經，此亦是身體造血機能很重要的時間。

在《濟陰綱目・卷之六・求子門》提到：「丹溪曰婦人無子者，多由血少不能攝精……」由此可知睡眠對造血功能之影響及重要性。

根據睡眠情形，以下是中醫師診斷睡眠更詳細的分類及治療方向，有此症狀的不孕婦女，可以藉由下表了解自己是屬於哪一種體質：

症　狀	分類	建議療法	主方	調理藥茶	使用時機
躺下後不易入睡，並且多夢易醒，會有心悸煩躁感及健忘情形，身體潮熱盜汗，手足心熱熱的，常覺的口燥咽乾。	心陰虧損，心陽偏旺，陽不入陰	滋心陰養心神	天王補心丹	浮小麥 25g、甘草 10g、大棗 10g、夜交藤 10g、合歡皮 10g、茯神 10g、遠志 10g。	中午過後至睡前服用
難以入睡的情形較嚴重，常輾轉反側徹夜不眠，健忘多夢，常覺頭暈，可能伴有耳鳴情形，潮熱盜汗，手足心熱熱的，常會覺得腰痠及膝蓋無力。	心腎不交，腎水不足真陰不升，而心火獨亢。	滋腎水降心火交通心腎	黃連阿膠湯	地骨皮（九洗）20g、黃柏 3g、知母 6g、丹皮 10g、石斛 10g、沙參 10g、麥冬 10g、元參（九洗）10g、五味子 2g、炒白朮 3g、巴戟天（鹽水浸）5g、菟絲子 5g	中午過後至睡前服用
平常生活忙碌，常擔心東擔心西，疲倦想睡仍不易入睡，多夢易醒，面色無光澤，身體倦怠感，說話有氣無力，心悸健忘，胃口差，排便不成形。	心脾兩虛	健脾益氣養血安神	歸脾湯	當歸 26.3g、川芎 18.8g、熟地 26.3g、白芍 26.3g、白朮 26.3g、黨參 22.5g、茯苓 22.5g、黃耆 37.5g、枸杞子 18.8g	早晚服用

常恐懼不能獨自睡眠，睡著後常易驚醒，心中常有恐慌感，頭暈目眩，常不自覺嘆氣，思慮果決不前，嘴巴覺得苦苦的。	膽氣虛	溫膽益氣寧神	酸棗仁湯	西洋參 10g、白朮 20g、茯苓 3g、車前子 8g、麻黃 3g、陳皮 5g、當歸 10g、薑半夏 6g、黃耆 10g、柴胡 1g、葛根 8g、巴戟天 8g、菟絲子 8g	適合白天服用
睡覺睡不安穩，多夢易醒，情緒煩躁易怒，胸脅處常覺脹滿悶痛，不自覺嘆氣，嘴巴覺苦，眼白常紅紅的目赤，小便量少色偏黃。	肝膽鬱熱	清熱瀉火安神	龍膽瀉肝湯	黃芩 6g、梔子 6g、柴胡 6g、生地黃 9g、當歸 9g、甘草 3g、車前子 9g、澤瀉 9g、連翹 9g、茵陳 9g、薄荷 6g、板藍根 15g、西瓜皮 30g。	早晚服用
睡眠較不安穩，多夢易醒，常心煩不安，胸口悶，常覺咽喉有痰，噁心想吐，嘴巴苦苦的，口水偏黏稠。	痰熱擾心	清熱化痰安神	溫膽湯導痰湯	白芍 15g、當歸 15g（九洗）、白朮 15g（土炒）、麥冬 15g（去心）、通草 3g、柴胡 3g、遠志 3g、車前子 9g、藿香 3g、甘草 0.9g	早晚服用
不易入睡，睡眠多夢，胸口有煩熱感，心悸甚，臉常紅紅的，舌頭口腔常易破或生瘡，小便量少色重伴有赤痛感。	心火亢盛	清心安神	導赤散清心蓮子飲	白朮 30g、巴戟天 15g、補骨脂 3g、肉蓯蓉 10g、西洋參 5g、麥冬 10g、五味子 1g、杜仲 10g、蓮肉 20 個（不去心）、熟地 15g、當歸 5g、白芍 10g	早晚服用

| 常坐臥不安，躺下仍難以入寐，心裡常覺空虛煩躁虛煩不寧、胸悶，胃常有聲響類似飢餓感，多發生在感冒後導致的短暫性睡眠變差。 | 餘熱擾膈 | 清熱除煩 | 竹葉石膏湯梔子豉湯 | 山楂 15g、炒決明子 10g、陳皮 5g、澤瀉 10g（前四味先煮）、菊花 10g、紫蘇葉 10g、荷葉 10g（後三味煮五分鐘即可） | 適合白天服用 |

◈ 肥胖型體質的中醫療法：

　　肥胖對於不孕症婦女，亦是需要積極面對的課題，美國哈佛大學一項研究指出，BMI 超過正常值的女性，儘管卵巢和子宮功能正常，仍會提高不孕的機會。

　　肥胖也會因產生較多荷爾蒙導致雌性激素儲存過多，或雄性激素中代謝產物積蓄，而造成排卵的問題，不僅如此，即使可順利懷孕，造成流產的機率，甚至妊娠高血壓、妊娠糖尿病等機會都會相對提高，進而造成孕程的不順利。

　　以下是中醫師診斷肥胖情形，大致上分為兩種類型，有此體質的不孕婦女，可以參考下表，進而了解自己的體質：

症　狀	分類	建議療法	主方	調理藥茶	使用時機
體型胖大，食量亦大，喜歡吃甜的或較油膩的食物，胸口常有悶脹感，咽喉容易有痰，四肢重重的不想動，身體較怕熱，此型肥胖與先天因素較有關係。	脾運失健助濕生痰	祛痰化濕	溫膽湯平胃散	山楂 15g、炒決明子 10g、陳皮 5g、澤瀉 10g（前四味先煮）、菊花 10g、紫蘇葉 10g、荷葉 10g（後三味煮五分鐘即可）	適合白天服用
體型胖大，常覺氣不足不喜說話，一動則身體就易出汗，怕冷，臉常覺浮腫，胃口較差，常覺疲倦想睡覺，怕冷短氣乏力、吹風怕冷。	勞倦傷氣脾氣虛損	補氣健脾	香砂六君子湯	西洋參 10g、白朮 20g、茯苓 3g、車前子 8g、麻黃 3g、陳皮 5g、當歸 10g、薑半夏 6g、黃耆 10g、柴胡 1g、葛根 8g、巴戟天 8g、菟絲子 8g、茶葉 2g	適合白天服用

補在對的時間點

　　整個月經週經是從月經來潮的第一天計算起，經歷了：行經期、濾泡期、排卵期、黃體期（高溫期）四個不同的階段，週而復始的進行著。

　　就是因為女性的身體有著這樣特別的週期變化，所以不孕婦女要調理體質，就必須針對這四個不同的階段對症下藥，才能達到最佳效果。

　　因此面對不孕患者，我一定會問幾個基本問題，以掌握患者的生理變化：

月經多久來一次？

月經量如何？

現在是月經週期第幾天？

月經週期療法：

　　就是配合月經週期變化，在不同的時間點，使用不同的中藥或是針灸穴位。

　　這是中醫治療不孕症的一大特色，也是使中醫治療不孕症療效更佳的一項利器。

　　中醫「月經週期療法」這個名詞，雖然是近幾十年才出現

的，但是其內容淵源由來已久，從《黃帝內經》一段話：「女子七歲，腎氣盛，齒更髮長；二七天癸至，任脈通，太衝脈盛，月事以時下，故有子。」不難看出，老祖宗們早就發現：女性大約十四歲初經，月經要如期而來，需要腎氣、天癸、任脈、太衝脈等，層層調控正常，如此一來才能懷孕生子。

而「陰陽命門學說」中也已經說明了腎陰、腎陽負責不同的生理功能。其實「月經週期療法」的治療精神，並不脫離「辨證論治」的原則，只不過隨著現代醫學的進展，月經週期的神經內分泌變化，被研究的更加透徹。

配合生理時間軸，可以使中藥下得更精準，這是很西醫的中醫療法，可以視為中西醫整合療法的一部分。我會看不孕婦女的病情，來決定採不採用「週期療法」，因為，從全人觀的角度，一定不止是當下發生的問題，也可能不會只有這個現象。

多加上這個觀念很好，但在大部分中醫長遠規劃的治療策略上，仍宜以不戰而屈人之兵，為善戰，為上兵。那在治療不孕上，又代表著是什麼意思呢？最典型的例子，就是我在這個週期，培養調理，讓再來的月經週期，能致中和、能順氣、能去瘀、能通調環境，期望卵巢，能挑一個品質好的卵，能不提早成長排出。

在排卵時，陰道、子宮頸環境，能適合精子生存、游泳，最好再加上一個挑對時間、高品質的性行為。於是乎，萬事俱足，只待東風，那就會比高溫期高不上去，趕快加陽藥等「週

期療法」，要來的從容，來得悠閒，此景，乃因為我們中醫常運用預測病的走勢，才能達到的療法境界。

但是誠如地球溫室效應一般，這現象，除了全人類要做對的事，且需持續，才能見效。因此，若是發現了臨時狀況，仍需提出因應對策解決才行。所以「週期療法」雖然有其重要及可貢獻之處，不孕婦女也要注意，若是這種療法沒有在二個月經週期內，改善不良的基礎體溫表現，就應考慮除了用很西醫的中醫療法外，可使用輕劑量的口服排卵藥或黃體素，來救急的改善病情。

當然，在用這些類似中醫補陽藥的西藥時，一定同時要用中醫滋陰、補水、潤肺等方式合併介入，以減少西藥太過的失敗，可明顯提升受孕機率，此時，中醫師不可再沿用原「週期療法」的觀念給藥。

接下來，我就以行經期、濾泡期、排卵期、黃體期（高溫期）四個不同階段的補法，來做詳細的解說：

行經期：補法，以「去瘀生新」為主

月經來潮的第一天到月經乾淨的期間，就是所謂的「行經期」，一般大約 3–6 天。「行經期」是新舊交替的時期，要排出體內剝落的子宮內膜及經血，同時也要生新血。如果髒污的經血沒有排乾淨，就會化為瘀濁堆積在體內，影響陰血的新生。

有些不孕婦女喜歡吃冰、生冷瓜果、喝涼飲，甚至在月經期間也不忌口，可能不自覺有什麼影響，但我們門診看很多婦女的醫師就知道，有些婦女明顯到只要在經期吃冰、洗冷水，經量立刻變少或沒有了。

　　有的只要一吃止痛藥，也一樣的症狀，看來流傳千年的中醫觀察是很確實的，所以奉勸婦女朋友，肉眼沒看到，並不表示沒發生，當久而久之，發現月經血塊比以前多，經血顏色變暗、或呈咖啡色，或是月經量變得比以前少，甚至痛經等等，這些，中醫認為都是因為寒凝阻滯胞宮，使得經血代謝變差，經血排出不暢而形成「瘀」。

　　正常的月經，是不應該出現膜狀固體及血塊的！因為子宮內有酵素會分解剝落的子宮內膜，經血內亦有抗凝血因子避免血塊產生，這些生理機制，都是要讓髒污的經血可以順順地排出。

　　但是吃生冷的食物，會降低子宮的血流及溫度，使得體內酵素、抗凝血因子不能發揮最佳狀態，子宮內「活血化瘀」的功能下降，自然就無法「除舊佈新」了。因此，想要懷孕的女性朋友們（當然也包括男性朋友）千萬別小看吃生冷食物的殺傷力！

「生化湯」是中醫最常用的活血化瘀方劑：

我在門診遇到月經有血塊，或是月經顏色暗黑、量少的患者，經常處方生化湯，甚至有些痛經嚴重的病人，在月經來之前就可以開始服用。

生化湯的主要功能就是活血化瘀，所以常常會聽到婆婆媽媽叮嚀：「月經來了要喝生化湯」。當然，生化湯並不限於月經期間才能喝，只是它的確最常運用在月經期間，經血排乾淨了，氣血循環順暢了，新血自然容易化生。

除此之外，生化湯的組成含有當歸，本來就含有補血的作用。然而坊間的生化湯組成不一，並不建議民眾自行購買服用，以免燥熱體質的人吃到含熱藥較多的藥帖，反而造成冒痘痘、口乾舌燥等上火現象。還是由中醫師判斷妳的體質，再處方最適合妳的藥帖為妙。

常用的活血化瘀藥：

曾經接受過人工受孕或試管嬰兒療程的婦女，可能有服用阿司匹靈（aspirin）的經驗，目的是增加子宮血流、預防血栓，以及改善免疫系統的問題，這個觀念類似中醫「活血化瘀」的治法。

只不過，這類西藥不宜月經來時服用，恐造成經血量過多的後遺症！

中醫認為月經以通為順，我則運用這個觀念，反而特別重視於月經期的用藥。因為用藥若切重要害，則更有效果的去處理生殖系統瘀血、沾黏或腫瘤等毛病。

不過，此法宜由嫺熟中醫婦科的中醫師處方，不然，造成月經反而不調，倒不如月經期間不要用藥來得安全些！

「活血化瘀」的中藥依其治療不孕上的不同用途，而有多元化的選擇，相對於西藥用阿司匹靈（aspirin）、肝素，有以下針對性的分類，一般再細分為四類：

一、養血活血藥：如丹參、當歸、赤芍、雞血藤等。

二、活血祛瘀藥：如川芎、紅花、蒲黃、益母草等。

三、祛瘀止痛藥：如乳香、沒藥、延胡索等。

四、破血散結藥：如三棱、莪朮、桃仁等，除非有腫瘤的不孕婦女，不然，此類藥，臨床上較少用，或使用輕劑量。

濾泡期：子宮內膜是擁抱胚胎的溫床

濾泡期，或者稱子宮內膜增生期，顧名思義，在這個階段，卵巢中的濾泡逐漸成熟，以及子宮內膜增厚。

子宮內膜厚度發展是否良好，是決定胚胎能否順利著床的重要因素之一。準備好的子宮內膜佈滿了微血管、腺體、黏液，就像一張舒服溫暖的水床，又像是充滿營養的海綿，等待胚胎投入其懷抱。

從月經結束的那天（通常是週期第四、第五天）起至排卵前（通常第十四天），大約十天的時間，不過時間長短會依各人體質而有所增減。這個時候卵巢受到腦下垂體性腺刺激素（FSH, LH）的作用，使得一些濾泡成長，並且分泌雌激素（即女性素）促進子宮內膜的增厚。

我在門診中，經常會遇到子宮內膜厚度不理想的不孕病人，在西醫大多使用補充雌激素來治療，或也有使用 aspirin 期望改善子宮血流，而經驗上，中醫療法有不少方式，可以改善子宮內膜厚度不理想所造成不易懷孕的狀況。

針對不同體質，有不一樣的治療策略：

虛冷型體質：濾泡期會多採用溫補法，來補腎水，同時搭配著當歸、雞血藤等溫性的養血活血藥。

氣鬱型體質：多採用清、和法，疏肝理氣，同時搭配著川牛膝、三棱、莪朮、乳香、沒藥等平性或丹參、赤芍、益母草等涼性的活血藥。

治療的介入有很多選擇，例如：穴位針刺、艾灸、拔罐、藥草薰蒸、局部貼敷、照紅外燈，或者推拿調整原本歪斜的骨盆腔，以改善骨盆腔局部血液循環。此外，我發現用市售的氣血循環機，在排卵期之前，每天在家坐 5–15 分鐘，也能有部分改善子宮內膜的效果，上述各種方法的靈活運用，個人臨床觀察，覺得中醫療法在處理子宮內膜厚度不理想，遠優於現代醫學的用藥。

「濾泡期」以滋陰養血補腎、調養沖任為主：

　　子宮內膜厚度會隨著月經週期而變化，月經期間子宮黏膜血管破裂、內膜脫落、經血流失，月經乾淨後這時子宮內膜大約只有 1 mm 厚。

　　血液、黏膜、腺體等，這類有形的物質，在中醫理論上是屬於「陰血、陰精」的部分，原本就有血、陰、精 足傾向的人，月經過後更容易處於「陰精暗耗，血海空虛」的狀態，所以此時治療的重點便是放在「滋陰養血、填補腎精」。

　　尤其是針對子宮內膜厚度不佳、月經量減少、對排卵藥反應不好等「腎陰」不足的病人，我經常重用白芍、當歸、熟地等為君藥，以滋陰、養血、補腎，使虧空的血海得以逐漸恢復。尤其是對於使用排卵藥、排卵針效果不佳，用藥後能夠長大的卵子數目很少之不孕婦女，更是需要考慮同時併用補肝、

腎兩陰的調理。

　　為什麼呢？排卵藥、排卵針、黃體素等西藥，其作用類似中醫的「補陽藥」，「陽」在生理上是指無形的能量，例如溫煦、興奮、運動、氣化的能力，單純能量不足而無法排卵的不孕婦女，是缺乏來自上游的訊號、動力，意即來自中樞訊號不夠強烈，但是其下游的子宮環境、卵巢儲存量等有形物質卻是足夠的，意即「腎陰」是充沛的。

　　因此，只要從外部協助增強訊號，即給予排卵藥，下游的工廠就會開始運作，進而排卵受孕，這絕對是西醫療法的優勢；但體質上偏陰不足的不孕婦女，或長期生活在不利健康的行為下，陰往往不足以因應突如其來的強力「補陽藥」的催促，而表現即使加強西藥的刺激及劑量，只會導致卵的早期排出、子宮內膜厚度又仍不理想或內膜血流不佳、阻力偏大、月經量愈來愈少、而卵往往只能取到一至二顆，勉強可以受精的品質，但無法好到植入後會著床的程度。

　　這是我臨床特殊的發現：用西藥的反應，來判斷體質！

　　這也就是為什麼，我門診特別會追問人工受孕、試管嬰兒使用西藥後，所表現的臨床反應，藉此我可以很快摸清這位不孕婦女的體質及各臟腑間的強弱，因此，當初診的不孕婦女，還在焦急的陳述一籮筐過去的不孕治療病史時，我已經在盤算她因為各臟腑生剋氣血強弱的不同，而考慮在處方用藥時，怎麼去補強，怎麼去防阻其病勢的走向了。

臨床常用的補腎滋陰方劑：六味地黃丸、知柏地黃丸、一
　　　　　　　　　　貫煎、左歸丸、養精種玉湯等。

臨床常用的滋陰藥：沙參、麥冬、天冬、石斛、玉竹、黃
　　　　　　　　精、百合、枸杞子、桑椹、墨旱蓮、女貞
　　　　　　　　子、龜甲、鱉甲等。

臨床常用的補血藥：當歸、熟地黃、何首烏、白芍、阿膠、
　　　　　　　　龍眼肉等。

在中醫理論中，肝屬乙木，腎屬癸水，水可以生木，故肝
為腎之子，故而有「肝腎同源，精血同源」、「乙癸同源」之說。
所以，對一些腎精不足者，也經常配用補血藥。

排卵期：不排卵或排卵稀少是常見的女性不孕因素

濾泡期，從月經的第一天起至排卵前這段時間，約有 12–20
天，由於新陳代謝率提高，身體狀態變佳，緊接著濾泡期之後
便是排卵期了。

在濾泡期的最後階段，雌激素（Estrogen）的血中濃度會達
到高峰（peak），由於身體的正回饋機制，會通知腦下垂體釋放
促黃體激素（LH），此時血中促黃體激素會突然升高（LH
Surge），那麼 24–48 小時之內就很可能會排卵，所以市面上藥局
所販售的排卵試紙，便是利用檢驗 LH 濃度的原理以預測排卵。

不過排卵試紙，是檢驗尿中的 LH 濃度，而非血中濃度，尿中 LH 高峰持續時間較短，所以要剛好在這個時間點檢測到強陽性，然後趕在 24 小時內與先生同房，就如前述用基礎體溫抓排卵期一樣。

除了比較沒有情調外，有時效果不一定頂理想，因此，我建議不孕婦女多注意自己的身體語言，感覺一下，排卵時及前後，身體有那些變化？那怕是輕微的腹脹、悶，或分泌物增加，或頭痛等不舒服症狀，或食慾會變得很好，都可能是新陳代謝率趨於緩慢，子宮內膜開始充血增生，所表現出來要排卵的徵兆。

對於月經規則的婦女，我強烈建議：

連續量二至三個週期的基礎體溫，並且細靡遺的記錄下，每天、甚至於早、中、晚，的各種症狀，如此，妳將比醫生更清楚：

自己有沒有排卵？

或什麼時候排卵？

當然，在還不是那麼熟悉前，至少，可以用前一個月的記錄為參考，預估這個週期，大約應與先生同房的時間，並準備

進行至少一兩次，氣氛好，情調佳，高品質，令人回味的性行為，懷不懷孕，就等著，讓它自然發生囉！

許多人誤以為月經來潮就表示有排卵，事實上不然，臨床上「無排卵月經」並不少見，特徵就是基礎體溫（BBT）沒有雙相，也就是沒有低溫、高溫的明顯區別，月經是來了，但可能有時會觀察到經量改變、經色不同於以前的現象。

排卵功能障礙，是女性不孕症的常見病因，約占 10% 到 30% 不等的發生比率，不孕醫師們常會開立口服排卵藥 Clomid（clomiphene），以三個月為一個療程，並抓時間同房。若三個月經週期後仍舊沒有懷孕，暫停服排卵藥。

當然同時間，都可以進一步釐清，是否要做輸卵管攝影、免疫學檢查等等檢驗來加以確診，如果，真的是月經不規則的婦女，則只好在中、西醫調理、診治期間，暫時依靠排卵試紙來幫忙了。

排卵期，由陰轉陽的關鍵期：

在中醫，排卵期又稱為「絪蘊期」。《易傳‧彖傳》中有：「天地絪蘊，萬物化醇；男子媾精，萬物化生。」《字林》：「絪蘊，陰陽和氣也」。

「絪蘊」的意思是說：天地、陰陽、浮沉、升降兩種相對之氣，彼此互相激盪、交感、化生，以女性月經週期來說，這個時期是陰血發展到極致，在腎陽的鼓動之下，進行陰陽交替、由陰轉陽的重要階段。

早在現代生理學發展之前，中醫就已經知道，女性只有在特定時間與先生同房，才容易受孕，從《醫宗金鑒·嗣育門》內容便可得知：「蓋婦人一月經行一度之後，必有一日絪蘊之時，氣蒸而熱，如醉如癡，有欲交接不可忍之狀，乃天然節候，是成胎生化之真機也。」

中醫提出古代婦女排卵前後的症狀與感覺，這時整個生殖系統、內分泌、交感副交感神經系統都動起來，都熱起來，甚至於，人都會熱起來，微血管充血擴張，兩顴骨表現出透人的桃紅色，稱為「氣蒸而熱」，有時，不止臉色紅潤，還會感覺好像醉酒的陶醉感（euphoria），而且有時，強烈到甚至於有些忍不住的感覺。

現代婦女，受到外界事務壓力的紛擾，感受排卵前後這方面，感官能力及動物敏銳特性，明顯弱於古代女性。我臨床觀察，排卵期散發出的身體訊息，也沒古籍記載明顯，是不是因此，才有 Calvin Klein 與 Fabien Baron 用乳脂麂皮、羅勒、琥珀等調製的 euphoria men（誘惑香水）等需求，是很有趣的關於性的人類行為及現象。

依據月經的陰陽理論推演，有排卵障礙的女性，有幾種可能：

◈ 腎陽的力量不足：

無法使身體順利由陰轉陽，此時便需要使用溫陽補腎藥物的協助。

常見的補腎陽藥物：附子、肉桂、菟絲子、枸杞、鹿角膠、鹿茸、淫羊藿、斷續、巴戟天、覆盆子。

常見的補腎陽食材：羊肉、牛肉、鹿肉、核桃、栗子、桂圓、韭菜。

當然，單純腎陽不足的不孕婦女是相對好處理的，這類型患者對排卵藥的反應較佳，往往可以刺激多個卵泡成長，有比較高的機率會產生多胞胎。少數患者對排卵藥物反應太強，甚至可能產生卵巢過度刺激症候群（Ovarian Hyperstimulation Syndrome，OHSS），發生許多卵泡腫大、卵巢水腫、腹腔積水、胸肋膜積水或心包膜積水、無尿等症狀，嚴重時需要住院治療，並且成功懷孕後，雌激素大量增加，症狀會更嚴重，且持續較久。

但是服用溫陽補腎類的中藥，卻幾乎不會有上述的副作用，因為中藥的作用機轉與西藥不同，並不是直接補充荷爾蒙，或直接刺激排卵，而是給予身體能量，協助自身的功能發揮最大效用。

◆ 並非單純腎陽不足，還合併有腎陰不足：

這類患者對排卵藥的反應較差，通常是年齡較大、基礎卵泡數量較少、卵巢較小的患者，月經第三天抽血檢查，甚至，可以發現濾泡促進激素（FSH）偏高，這類型患者就需要同時溫補腎陽、滋養腎陰。

但是我在臨床上，不論是單純腎陽虛，還是腎陰虛的病人，溫陽藥、滋陰藥通常是一起使用的，只是比例上偏重不同，因為陰陽是互相化生的。《景岳全書》中說：「善補陽者，必於陰中求陽，則陽得陰助而生化無窮；善補陰者，必於陽中求陰，則陰得陽升而泉源不絕。」

◆ 痰濕體質：

痰濕體質的人，體內有多餘的水分排不出去，濃縮後就如河道中濕黏的青苔，會阻礙卵子排出，常見於有多囊性卵巢的婦女，身體特徵是體胖、多毛、長青春痘、禿頭、月經不規則。抽血可以發現男性荷爾蒙較高，身體胰島素的利用率較低（稱胰島素阻抗）。

常見的健脾祛濕藥物：白朮、茯苓、芡實、豬苓、萆薢、車前子。

常見的健脾祛濕食材：紅豆、薏仁、山藥、蓮子肉。

常見的通經藥物：澤蘭、蘇木、茺蔚子、絲瓜絡、路路通。

西醫通常會給予降血糖藥物 Metformin 治療，我認為這是可行的，但這類體質的婦女，我除了通常會鼓勵要多運動，最好能夠看到體重下降外，一定要採用中西醫整合療法，才可以達到最佳的治療效果。

　　如果經期前後調理好，排卵就會成為自然而然的事，因此，不是所有不孕婦女的處方，都隨排卵期或高溫期再做改變的，會改變及調整處方的，都是問題偏複雜、或在月經未調理好之前，需要依不同階段，再變化補強的。

臨床常用，促進排卵的藥物：

補腎陽不足的：仙茅、仙靈脾、當歸、山藥、菟絲子、巴戟天、肉蓯蓉、熟地、當歸、丹參、芜蔚子、桃仁、紅花、雞血藤、續斷、香附、桂枝。

補腎陰不足的：女貞子、旱蓮草、丹參、山藥、菟絲子、熟地、肉蓯蓉、制首烏、丹參、赤芍、澤蘭、熟地、枸杞子、桃仁、紅花、薏苡仁、香附。

黃體期（高溫期）：以溫陽補腎為主

排卵後到下次月經來潮的這段時間稱為黃體期，此時卵巢內破裂的濾泡，會發展成黃體（Corpus luteum），並分泌大量的黃體素（Progesterone），使子宮內膜更肥厚、腺體更發達，以便成為受精卵附著的溫床。

身體的溫度也會因黃體素的作用，而升高約 0.5 度 C，所以又稱為「高溫期」。

之前提過如果高溫期短於 12 天，稱為高溫期過短，又稱為黃體期不足（luteal phase deficiency，簡稱 LPD），或是黃體功能異常、黃體發育不良等，這時期主要是看「腎陽」能否徹底發揮溫煦的力量，溫暖大地，讓受精卵可以順利登陸在肥沃的土地上，以及維持胚胎發育所需要的能量。

中醫理論「腎為先天之本」，腎中包含了腎陰、腎陽，「腎陽」又稱為「元陽、真陽、真火」，是人體陽氣的根本，我們的生長、發育、生殖，都需「腎陽」的推波助瀾，若是腎陽不足，就容易看到不孕婦女高溫上不去、或是高溫期不達 12 天就掉下來、或是高溫期體溫起起伏伏，沒有維持在一定的水準之上，此時就使用溫陽補腎的中藥為主。

◆ 臨床常用的補腎陽不足，促進黃體分泌的藥物：

附子、乾薑、桂枝、麻黃、葛根、續斷、骨碎補、淫羊藿、巴戟天、肉蓯蓉、菟絲子、冬蟲夏草、狗脊、紫河車、仙茅、杜仲等。

◆ 臨床常用的補腎陰不足，促進黃體分泌的藥物：

沙參、麥冬、天冬、石斛、黃精、桑椹、芝麻、阿膠、丹參、龜板、女貞子、旱蓮草、制首烏。

關於「黃體素」：

有些不孕婦女只是輕微的腎氣不足，稍稍補氣助陽就有不錯的效果，但是有些患者是程度較重的腎陽虛，用了幾個週期的中藥，高溫期曲線仍不漂亮，這時候可以考慮使用黃體素。

黃體素又稱助孕素，也是安胎針的主要成分，通常懷孕之後，胎盤慢慢形成，並且分泌黃體素，但是要到受孕 8–9 週之後，胎盤才能完全取代卵巢分泌黃體素，所以黃體素不足的不孕婦女，除了受精卵不容易著床之外，也有比較高的機會發生早期流產，因此，中西醫整合一起治療，會有不錯的療效。

「月經週期療法」已經是中西醫整合療法的一部分，中醫從無形的氣切入，西醫從有形的血切入，中西醫彼此互補，也可以減少西藥的副作用，兩者分進合擊，實為理想的治療策略，這是不孕婦女在月經週期，陰的時期陰弱，陽的時期陽弱體質的合作療法。但是如果不孕起因，是陰的時期陽強，陽的時期陽更強的體質，那就完全不是「月經週期療法」的概念，所能處理的。

　　整個月經週期都在陽旺的情形，代表體質已轉為如燎原的大火，不能再用前述的觀念治療，此時連西藥，也都改變了其原來的治療策略。最典型的例子，就是免疫性不孕，西醫方面，連不孕症婦產科醫師與免疫性科醫師，對如何用藥治療，也還爭論不休。因此，其病症是複雜的，其與不孕症婦產科的中西醫整合療法，及與免疫性科醫師的中西醫整合療法，又分別不同，我們將在第五章，另作說明。

第三章

凡藥三分毒

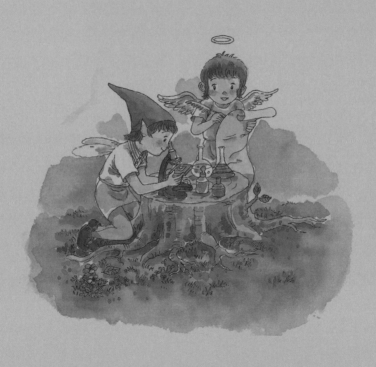

無論中醫或西醫，「藥即是毒」的原則是不變的道理！

因為藥要有效，必然有其作用，想當然耳，也必然有不良作用，尤其是在不當使用的情形下；中藥和西藥一樣，治不孕大症時，所用的藥，對人體是有殺傷力的。

但中醫有演化出標、本、先、後和根據藏象、經絡等學說，來預知疾病傳變規律，並預防治療後的變病、壞病等相關療程，是不同於西藥的重視「針對細菌，組織病變」的微觀思想，這也是不孕醫治中，最高層次的療法。

一位不孕婦女不易懷孕，在治療學上，理論上，是治到她成功受孕生子，而後應再回復原來的她。即便有所改變，也是因懷孕生子過程的些許改變，而不是有藥物副作用，殘留在她身上，甚至影響著日後的身心健康。

藥即是毒

　　大凡是藥，因為在大部分情況下，是不屬於人類長期生活，所習慣飲用或食用的動、植物、提煉物、或化學合成物等，在服用或飲用後，會減少、增加或改變一個人自覺的症狀。

　　西藥的仿單上，多會詳細記載其可能產生的副作用，是眾人熟知的；實際上，中醫師也一樣是很在乎中藥的副作用。

　　中醫師至少有兩個談到減少中藥副作用的理論：

一、按《神農本草經》記載，是將中藥分為上、中、下三品：

　　　上品藥，能補養，無毒，可以久服。

　　　中品藥，能治病補虛，無毒或小毒。

　　　下品藥，專主大病，多為有毒，不可多服。

　　　臨床上，在調養身體時多以上品藥為主，而在治療急症或重症時，則可能用到中、下品，帶有副作用的中藥加以袪除病邪，但使用後如何不會產生副作用，端視是否依據專業中醫師診斷後之體質，辨病症投藥，如不依據中醫理論使用中藥，即使是再安全的藥也可能會發生不良的副作用。

　　　舉例來說，免疫性的不孕婦女，若其免疫非常活躍，在著床上，一般容易處在「血熱」、「真陰不足」、「傷

津耗液」的狀態。這時，若用一些補虛的藥（坊間或婆婆媽媽有時會以為受孕早期，皆要安胎，用藥來補一補等不專業的觀念或民間習俗），尤其如高麗參等，反而是在體內悶燒，惡化原來的體質，不但不利於此次的懷孕，也不排除影響以後受孕的機率。

二、是藥食同源：

藥食同源，也是一個很重要的觀念，中醫將我們日常飲、食的動、植物與中醫一樣做分類，意思是，當病初起或輕的時候，用類似屬性的食材，就可以開始治病了。或急病或重病已用藥物治療到緩和或輕的階段時，可用類似屬性的食材，作為延續效果及調整的運用，如此不孕婦女，可以吃少一些或吃輕劑量的藥，達到一樣或更好的受孕結果。

中醫這種配套、概念、及介入的療法，在我看來是非常的高明的，很可以在現在不孕西藥療法中，導入、或融入這種配套及概念，當然中西醫整合的療法，就會逐步體現出其少用藥、用輕藥，而達到健康的受孕及生產後仍健康的最佳結果。

在了解更多之前，首先要了解不孕常用的西藥，而我從導入藥物依其毒性來分為上、中、下三品，及藥食同源的觀念，嘗試著將西藥用中醫的基礎理論，來做一些分類。意思是，不孕常用的西藥，依其作用及副作用，分為上、中、下三品及陰、陽、寒、熱屬性。

這些純屬個人臨床上，為整合中西醫療法的一個必然要面對的思路，這些心路歷程，並不一定完全正確，或是中西醫界的共識，所以讀者不用求證他人，信，就仔細研讀，不信，就跳過這一節，並不影響不孕症是否運用我的療法，便能成功受孕的結果。

不孕症用藥，避不掉的副作用

不孕症治療用藥有很多類，大致上分為「排卵藥」及「排卵輔助藥」。

如果是因為排卵問題導致的不孕，如無排卵、排卵功能異常，及不孕原因不明的婦女，或用於準備做人工授精及試管嬰兒時，為了增加卵子的數目時，經常會使用排卵藥，目的在於得到數量較多或品質較好的卵子，以提高懷孕率。

常用的藥有：Clomid，Tamoxifen/nolvadex，GnRH，Follicle-stimulating hormone（FSH），Luteinizing hormone（LH），Human Menopausal Gonadotropin（HMG）和 gonadotropins（皮下或肌肉注射）等。

排卵輔助藥有：破卵針（Human Chorionic Gonadotropin—HCG），腦下垂體抑制劑（GnRH agonist 及 GnRH antagonist），泌乳激素抑制劑（Bromocriptine，Cabergoline），抗雄性激素制劑（Metformin，Spironolactone）等。

中國最早的藥書《神農本草經》，把當時常用的 365 種藥物，按照毒性強弱和用藥目的不同分成上、中、下三品：

上品：是延年益壽藥，無毒，多服久服不傷人。

中品：是防病補虛藥，有毒無毒，根據用量用法而定。

下品：是治病癒疾的藥物，多有毒性。根據這個分類，目
前常用的不孕西藥，其屬性皆屬下品。

不過，各位不要被表面上字義所誤解，「下」，並非
壞或不好的意思，應稱為「強」反應，或「特異性」，
或「針對性」，較為恰當。

因此針對不孕症治療用藥，會想用下品類來治病，
來達到短期、強反應的效果時，顯然西藥是最恰當
的，也因此，是目前的主流療法，是非常從「病」
的角度跟層次，在看待治癒不孕這個病症。

但當將層次提到看「人」的高度時，「強」反應、「特異性」
或「針對性」，並非治癒不孕的唯一方法。這個跟歷史、自然、
宇宙的反應是很像的，歷史上，對「人」的事物，以高壓、強
權、武力局部鎮壓，一般都還滿有效的，但決策者及當權者，
不見得能得到當時全民真心的擁護及愛戴，最糟的後遺症是歷
史上被人定位為「暴政」。

有理念的決策者及當權者，當然想在歷史上留名，但「強、
快」的手段，不必然能得到他們的期望。自然、宇宙，在人類
用激烈、強的猛藥，救溫室、救聖嬰，其反撲有時反而更劇
烈。太多治療不孕症的教訓及例子，在提醒或告訴我們：

治療不孕「急、猛」的手段是好的工具，但需同時考量本質

上品藥材的延年益壽，固然不是我們要讓不孕婦女，達到階段性受孕的目標，但受孕後、生產後，是否能持續保有健康？卻是在「人」的不孕觀念下，需在不孕常用的西藥，那麼強勢的作用下，加入中藥共治，一齊同時介入以防範日後傷身的疾病。

或許，有些讀者，仍不能體會我文中之意，我來試圖舉些例子、或現象、或疑問，供大家思考：

不孕症婦女及不孕症醫師，大多以受孕了或足月順利生產，來評估其療效。

但當我們從全人來看待時，有時就沒有那麼歡欣鼓舞了。為什麼這麼說呢？因為，在不孕症婦女受孕、生產後，離開不孕症醫師，而我們婦科中醫師的工作卻多了起來。

這些不見得是所有不孕症醫師，在不孕療程時，會納入考慮或可以預期的；但中醫師在過程之初，就已經在修正治療，期望避免或減少這群「體質虛」的不孕症婦女，在懷孕期間及生產過後，成為一位長期的病人。

這些例子並非少見，因此雖然跟治療不孕，沒有「短期、

立刻」的關係，但我還是要略提一些，因為對不孕症婦女的健康，及下次能否再順利懷孕，關係可就大了！如果體質上有「真陽不足」或「真陰不足」的不孕症婦女，在經過「強、猛」的方式達到受孕的目標後，有時會益加凸顯出「陽竭」或「陰竭」的本質。

中醫自古便提出懷孕時的特殊生理變化的理論，那就是：「夫婦人受妊，本於腎氣之旺也，腎旺是以攝精，然腎一受精而成娠，則腎水生胎，不暇化潤於五臟；而肝為腎之子，日食母氣以舒，一日無津液之養，則肝氣迫索，而腎水不能應，則肝益急，肝急則火動而逆也」。

由此看出婦女一旦懷孕，原本應化潤五臟的腎水部分轉為提供生胎、養胎之用，如此一來，每位婦女將隨其稟賦五臟強弱之不同，而發生不同的懷孕症狀。

若原體質為「真陽不足」：則容易懷孕期間出血、流產、胎死腹中、臍帶繞頸、低位胎盤、胎動偏少、產後血崩、產後子宮收縮不良、惡露一二個月、產後子宮及膀胱下垂、產後憂鬱症、乳房產後縮小、性慾下降或卵巢早期衰竭。

若原體質為「真陰不足」：則容易懷孕期間出血、皮膚瘙癢、

流產、胎盤植入、胎死腹中、剖
腹產傷口癒合不良、產後全身筋
骨痠痛、容易媽媽手及腳跟痛、
長期睡眠障礙、頭髮快速脫落甚
至於稀疏。

　　對於很多不孕症婦女，為了能為人母，上述這些風險，大
多勇於面對及承擔，精神的確令人感動。但我以經常處理「浩劫」
後，修復工頭的立場看，運用整合上品延年益壽的觀念，於不
孕症西藥使用的同時，或許可減少許多期間或產後的補強工作。
　　至於將「中品」相關的療法，整合進入目前主流西醫不孕
症的療法，我個人認為，無論西醫不孕症療法多強勢，防病、
補虛的靈活融入，是中醫療法之所以「不可取代」的關鍵，但
要談整合，要談靈活融入，就必須先對不孕症西藥有所解讀：

口服排卵藥

Clomiphene citrate (Clomid 或 Serophene)

◈ 作用機轉：

　　Clomiphene 是婦產科最常用的口服排卵藥，為選擇性動情激
素受體調節劑（Selective estrogen receptor modulator; SERM），它的

化學結構和雌激素類似，具有微弱動情激素作用及中度抗動情激素作用。

通常在月經來的第 3 天到第 5 天開始服用（視不孕婦女過去週期間隔長短而定），常用劑量為每天早上服用 1 至 2 顆，連續五天。通常在停藥後的第 5 天開始的一星期內會排卵。其誘發排卵的機轉十分複雜，最主要的機轉是結合到下視丘及腦下垂體的動情激素受體，減少內生性動情激素與其受體結合，因此阻斷動情激素的負回饋機制，使下視丘之 GnRH 的分泌增加，並且刺激腦下垂體分泌 FSH 及 LH，促使卵巢濾泡成熟與排卵。

◆ 療效：

Clomiphene 主要用於下視丘及腦下垂體尚有分泌功能及卵巢功能正常的患者，治療排卵障礙所導致的不孕症，或是無明顯不孕原因的婦女，作為誘導排卵的第一線用藥。同時也是治療多囊性卵巢症候群（polycystic ovarian syndrome; PCOS）的常用藥物。

不過對於週期規則，排卵正常的不孕婦女幫助有限，醫師有時會配合用抽血或照超音波來估計卵泡成熟的時機，但非絕對必要，也可以用驗排卵試紙或便宜的基礎體溫測量來取代。針對單純排卵異常的婦女使用 Clomid，約有 80% 在治療後會排卵，即便如此，也只有約 40% 的婦女最終達成受孕。一般療程，使用 3 到 6 個月，若未因此懷孕，應考慮換別的

藥物或方法嘗試，或再做進一步檢查。

◆ 副作用：

Clomiphene 造成多胞胎懷孕的機率沒有想像中高（低於 10%
的機會），其他常見症狀包括：熱潮紅、胸部脹痛、腹脹或
腹痛、噁心嘔吐、頭痛、視力模糊、閃光等症狀。

Clomiphene 引起卵巢過度刺激症（OHSS）的機率不高，但在
治療多囊性卵巢症候群病患時，容易看到卵巢腫大，多囊一
齊變大的情形。Clomiphene 雖然可刺激排卵，但其抗動情激
素作用會抑制子宮內膜的厚度較薄，以及子宮頸黏液的減
少，反而不利於受孕，雖然有不錯的刺激排卵率，但對於患
者所達成的懷孕率卻不盡理想。

Tamoxifen

◆ 作用機轉：

Tamoxifen 為選擇性動情激素受體調節劑（SERM），在不同組
織呈現不同的動情激素作用與抗動情激素作用，其誘發排卵
的機轉與 Clomiphene 相似，阻斷動情激素的負回饋機制，使
下視丘之 GnRH 的分泌增加，並且刺激腦下垂體分泌 FSH 及
LH，促使卵巢濾泡成熟與排卵。

◆ 療效：

Tamoxifen 可結合到乳房組織的動情激素受體，產生抗動情激

素作用，抑制腫瘤細胞成長，因此常用來治療 ER+（estrogen receptor positive）的乳癌婦女。

Tamoxifen 具有刺激排卵作用，可治療排卵障礙引起的不孕症，作為病人使用 Clomiphene 反應不佳時的替代藥物。

◆ 副作用：

Tamoxifen 常見副作用包括：熱潮紅、噁心嘔吐、陰道出血、月經不規則等。

Tamoxifen 對子宮內膜及子宮頸呈現動情激素作用，因此較少出現子宮內膜變薄與子宮頸黏液異常的不良反應，但其促進子宮內膜增生的現象，長期使用，有時反而提高子宮內膜癌的發生率。

◆ 辨證屬性分類：

Tamoxifen 誘導排卵的的機轉與 Clomiphene 相似，歸屬於具有部分中藥補腎陽的特質，仍有過度耗竭卵巢實質腎陽的疑慮，不過，不同於 Clomiphene，Tamoxifen 有部分中藥補實質腎陰的特質，所以它不但不影響到子宮內膜及子宮頸黏液，甚至於有子宮內膜增生的現象，這乃是腎的陰陽失衡，腎陽虛耗無以化腎陰之水，腎陰陽失衡，故一樣有「水不涵木」的證型，一樣「肝陽上亢」且「肝木剋土，脾失健運」而出現腸胃、頭等相關的症狀。

Letrozole

◈ 作用機轉：

Letrozole 為芳香環轉化酶抑制劑（Aromatase inhibitor）。卵巢濾泡中的顆粒細胞（granulosa cell）經 FSH 的刺激會利用細胞內芳香轉化酶的活性，將膜細胞（theca cell）生成的雄性素（Androgen）轉變成動情激素。Letrozole 抑制芳香環轉化酶的活性，因此減少動情激素的合成，也進而減弱了內生性動情激素的負回饋機制，使下視丘之 GnRH 的分泌增加，並且刺激腦下垂體分泌 FSH 及 LH，促使卵巢濾泡成熟與排卵。

◈ 療效：

Letrozole 抑制內生性動情激素的形成，通常用於罹患 ER+ 乳癌的停經後婦女，作為荷爾蒙療法的輔助用藥。Letrozole 具有刺激排卵作用，可治療排卵障礙引起的不孕症，也用來治療多囊性卵巢症候群（PCOS）。

◈ 副作用：

Letrozole 常見副作用包括：熱潮紅、水腫、腸胃不適、肌肉痛等。Letrozole 不具有抗動情激素作用，不易出現子宮內膜的厚度較薄，以及子宮頸黏液減少的不良反應，因此有不錯的刺激排卵率，懷孕率也比 Clomiphene 高。Letrozole 明顯降低體內動情激素的含量，長期使用可能引起骨質疏鬆症。

◆ 辨證屬性分類：

Letrozole 誘導排卵的的機轉也是歸屬於具有部分中藥補腎陽的特質，而且，也有一些部分中藥補腎陰的特質，所以用藥後沒有出現子宮內膜的厚度較薄，以及子宮頸黏液減少的不良反應，但用藥後腎陰陽失衡的情形加重，除了一樣有「水不涵木」、「肝陽上亢」且「肝木剋土，脾失健運」相關的症狀外，表現出骨質疏鬆症，就是代表卵巢耗竭，腎陽早衰的意義。

注射型排卵藥

注射型排卵針劑主要的成分為濾泡刺激素（FSH）及黃體刺激素（LH），有的同時含有 FSH 及 LH，有的僅含有 FSH 或 LH；注射治療過程中，為精算注射劑量，以避免刺激不足或過度刺激，經常需配合用抽血或照超音波來估計卵泡成熟的時機，以調節劑量。

Gonadotropin-Releasing Hormone (GnRH): Gonadorelin

◆ 作用機轉：

GnRH 由下視丘合成分泌，刺激腦下垂體合成分泌促性腺激素（gonadotropin）：FSH 及 LH，促進卵巢濾泡的成熟與排卵。

◈ 療效：

Gonadorelin 用於下視丘功能低下而腦下垂體正常的病人，是很好的治療藥物，但其給藥方式需仿下視丘的搏動性分泌（pulsatic secretion），利用自動注射幫浦持續注射，療程並不方便，因此目前較少人使用。

◈ 副作用：

Gonadorelin 的副作用包括：噁心、頭暈等。Gonadorelin 並不影響下視丘與腦下垂體的負回饋機制，因此減少卵巢過度刺激症（Ovarian hyperstimulation syndrome; OHSS）的發生率。

◈ 辨證屬性分類：

誘導排卵的機轉由下視丘直接下令，屬於較上述口服藥更強過中藥補腎陽的特質，也是不管不孕婦女卵巢實質腎陽是否飽滿，強迫執行，作用很強，一旦，卵巢無法回應、耗竭時，表現出的是卵巢腎陽、陰同時全面的衰退。

Follicle-stimulating hormone (FSH)

◈ 作用機轉：

由停經婦女尿液純化而來的稱 u-FSH，利用基因重組合成的稱 rh-FSH。FSH 由腦下垂體前葉合成分泌，主要功能是促進卵巢濾泡的成熟並分泌動情激素，使用方式為肌肉注射給藥劑量每天 1–3Amp（每 Amp 含量 75iuFSH 及小於 1iuLH），常

與 HMG 合併使用，刺激排卵。

◈ 療效：

FSH 用於人工生殖協助技術（Assisted Reproductive Technology；
ART）來刺激卵巢多濾泡成熟，是誘導排卵的常用針劑，也
可治療排卵障礙，所引起的不孕症及多囊性卵巢症候群
（PCOS）。

◈ 副作用：

FSH 造成多胞胎懷孕的機率高，其他常見的症狀包括：卵巢
腫大、頭痛、腸胃不適等。卵巢過度刺激症（OHSS）常發生
在併用 HCG 刺激排卵的病患。

◈ 辨證屬性分類：

屬於強中藥補腎陽的特質，容易有嚴重「肝陽上亢」的臨床
症狀，易有「血熱」，「熱入血室」等併發症的可能；一旦，
卵巢耗竭時，表現出的是卵巢腎陽、陰同時全面的衰退。

Luteinizing hormone（LH）

◈ 作用機轉：

LH 也是由腦下垂體前葉合成分泌，可輔助 FSH 促進卵巢濾
泡的成熟，其主要作用是促進卵巢的顆粒細胞（granulosa
cell）形成黃體並分泌黃體激素（Progesterone）。

在濾泡排卵前，高濃度的動情激素經正回饋機制，促使腦下

垂體分泌更多的 FSH 及 LH，形成 FSH peak 與 LH surge 現象，此時的 FSH 能活化蛋白質分解酶使濾泡壁變薄，而 LH 刺激濾泡周圍平滑肌收縮，進而有利於濾泡破裂使卵細胞排出。

◆ 療效：

LH 常與 FSH 合併使用，誘導排卵。

◆ 副作用：

LH 的濃度過高時，會刺激卵巢膜細胞（theca cell）生成過多的雄性素，反而不利於卵巢內動情激素的合成，影響濾泡的發育與卵細胞的成熟。

◆ 辨證屬性分類：

屬於強中藥補腎陽的特質，容易有嚴重「肝陽上亢」的臨床症狀；一旦，卵巢耗竭時，表現出的是卵巢腎陽、陰同時全面的衰退。

Human Menopausal Gonadotropin（HMG）

使用口服排卵藥無法排卵時，則需使用 HMG-HCG 療法，通常是針對性腺分泌障礙的無排卵症者。

◆ 作用機轉：

Human Menopausal Gonadotropins（HMG）主要從停經婦女的尿液提煉而得，使用方式為肌肉注射給藥劑量每天 1–3Amp（每 Amp 含量 75iuFSH 及 75iuLH），因此能促進卵巢濾泡的成熟與

排卵。

◆ 療效：

主要用於下視丘或腦下垂體功能異常的患者，治療因促性腺激素（gonadotropin）分泌不足引起排卵障礙的不孕病患，也被大量用於人工生殖協助技術（ART），是誘導排卵的主要用藥。

◆ 副作用：

HMG 會提高多胞胎懷孕的機率，其他常見的症狀包括：卵巢腫大、頭痛、腸胃不適等，卵巢過度刺激症（OHSS）常發生在併用 HCG 刺激排卵的病患。

◆ 辨證屬性分類：

屬於強中藥補腎陽的特質，容易有嚴重「肝陽上亢」的臨床症狀，易有「血熱」、「熱入血室」等併發症的可能，一旦，卵巢耗竭時，表現出的是卵巢、腎陽、腎陰，同時全面的衰退。

排卵輔助藥

破卵針（Human Chorionic Gonadotropin—HCG），如：保健寧 Pregnyl、高必得 Ovidrel

打排卵針後，必須定期抽血和超音波追蹤，以確定卵泡是

否成熟，當卵泡成熟時，需打破卵針以掌握排卵較確切的時間，打針後約 32 到 36 小時以後會排卵。

◈ 作用機轉：

HCG 是人類胎盤所分泌的激素，由懷孕婦女尿液中提煉而得，其生理作用與 LH 相似。HCG 可維持懷孕初期的黃體功能，持續分泌動情激素與黃體激素。

◈ 療效：

HCG 的生物活性與 LH 相似，給藥後可模擬排卵前的 LH surge 作用，刺激卵巢的成熟濾泡破裂排卵，因此常配合 FSH 或 HMG 一起使用，作為破卵針劑。HCG 也是治療黃體機能不全的常用藥物。

◈ 副作用：

HCG 會加重卵巢過度刺激症（OHSS）發生率。

◈ 辨證屬性分類：

屬於強中藥補腎陽及補腎陰的特質，容易虛耗卵巢實質的腎陽及腎陰，容易有嚴重「肝陽上亢」的臨床症狀，易有「血熱」，「熱入血室」等併發症的可能；一旦，卵巢耗竭時，表現出的是卵巢腎陽、陰同時全面的衰退。

腦下垂體抑制劑（GnRH agonist 及 GnRH antagonist）

單獨使用排卵藥時，有一部分患者會發生提早排卵而取不

到卵，或造成卵子品質不佳，間接影響懷孕率。搭配使用腦下垂體抑制劑可避免這個現象。

此類藥物可分腦下垂體促效劑（GnRH agonist）或腦下垂體拮抗劑（GnRH antagonist）兩種。各有其長處：（如保妊康 Puregon、果納芬 Gonal-F、美諾孕 Menopur、路福瑞 Luveris、福喜多滿 Fostimol、娩俐諾兒 Merional 等）。

腦下垂體促效劑（GnRH agonist）：Leuprolide、Buserelin

如 Leuplin（柳菩林）、Buserelin（舒培盟），這一類的藥物多用在試管嬰兒之治療上，分別有長效型（一個月使用一次）、短效型（每天使用），及注射劑或噴鼻兩種劑型。

一般，依不孕婦女的卵巢功能，來決定這些藥物搭配排卵針劑使用療法，以下大致歸類成我常遇到的幾種給法：「長週期療法」，是在前一個週期的第 21 天就開始用藥，月經來的第 3 天開始打排卵藥後，就將腦下垂體促效劑劑量減半，一直到卵泡成熟時打破卵針為止；或「短週期療法」，是在要試管嬰兒的週期，月經的第 2 天開始打腦下垂體促效劑，第 3 天再開始打排卵針，一直到卵泡成熟打破卵針為止；在不多的個案用「超短療法」，那就是只有在月經週期之初給 3 天的腦下垂體促效劑。

◈ 作用機轉：

GnRH 促效劑（GnRH agonist）作用於腦下垂體上的 GnRH 受體，

初期使用會刺激腦下垂體合成分泌 FSH 及 LH，以固定濃度長期使用後，GnRH 受體產生下抑調節（down regulation）作用，細胞膜上的受體逐漸減少，使內生性 GnRH 無法作用於腦下垂體，反而抑制 FSH 及 LH 的分泌。

◆ 療效：

藥物的主要目的是抑制 LH surge 出現，預防接受排卵藥物的患者提早排卵，不利於人工生殖協助技術（ART）。也可用來治療子宮內膜異位，使病灶萎縮。

◆ 副作用：

常見的副作用包括：熱潮紅、陰道乾燥、頭痛、陰道出血等，甚至於少數卵巢功能不足的不孕婦女，打完長效針後，處在更年期狀態，無法回覆卵巢機能。

◆ 辨證屬性分類：

屬於強的削弱腎陽的特質，易使腎陽、腎陰強烈失衡，直接表現出嚴重「陰虛陽亢」的更年期臨床症狀，代表的是卵巢腎陽的全面衰退，要慎用，因為，原本是為了預防不孕婦女提早排卵，但會提早排卵的不孕婦女，本身就已經是腎陽陰偏弱的狀態。

腦下垂體拮抗劑（GnRH antagonist）：Cetrorelix、Ganirelix

如 Cetrotide（欣得泰）、Orgalutran（柔妊孕），這一類的藥物

也多用在試管嬰兒之治療上。GnRH 拮抗劑由於很快可以達到抑制腦下垂體的作用，通常在排卵針劑打了 5、6 天或卵泡長到 12~14mm 才開始使用。

◆ 作用機轉：

藥物為 GnRH 拮抗劑（GnRH antagonist），與內生性 GnRH 競爭腦下垂體的 GnRH 受體，直接抑制腦下垂體分泌 FSH 及 LH。

◆ 療效：

藥物的目的與 GnRH 促效劑一樣，抑制 LH surge 的出現，預防接受排卵藥物的患者提早排卵。GnRH 拮抗劑在短時間內就能抑制腦下垂體分泌 FSH 及 LH，也不會有初期 FSH 及 LH 升高的現象，使用上較為便利。

◆ 副作用：

常見的副作用包括：熱潮紅、陰道乾燥、頭痛、陰道出血等。

◆ 辨證屬性分類：

屬於強的削弱腎陽及腎陰的特質，直接表現出嚴重「陰虛陽亢」的更年期臨床症狀，代表的是卵巢腎陽、腎陰的全面衰退，要慎用，因為，原本是為了預防不孕婦女提早排卵，但會提早排卵的不孕婦女，本身就已經是腎陽陰偏弱的狀態。

其他

泌乳激素抑制劑（Bromocriptine, Cabergoline）

泌乳激素（prolactin）有抑制性腺刺激素（FSH、LH）的作用，當泌乳激素（prolactin）分泌增加且血中濃度在 15ng/ml 以上時，卵泡發育會受到阻礙，且黃體機能不足，月經稀少，甚至無月經，並增加流產機會，可使用 Dopamine agonist 藥物 Bromocriptin（Parlodel）或 Tellugrite（Telron）來治療。

◆ 作用機轉：

Bromocriptine 為多巴胺致效劑（Dopamine agonist），直接作用於多巴胺受體，在不同組織引起不同的生理反應。

◆ 療效：

Bromocriptine 作用於腦下垂體的多巴胺受體，會抑制泌乳激素的分泌，因此可用來治療泌乳激素過高症（Hyperprolactinemia）所導致的不孕症。Bromocriptine 也會活化大腦紋狀體的多巴胺受體，常用來治療帕金森氏症。

◆ 副作用：

Bromocriptine 常見的副作用包括：噁心、頭暈、姿勢性低血壓等。

◆ 辨證屬性分類：

屬於中等強的疏理肝氣的特質，需同時加強肝藏血的機能為宜。

Metformin

◆ 作用機轉：

Metformin 為胰島素增敏劑（Insulin-sensitizing agent），會增加身體對胰島素反應的敏感度，會抑制腸道對葡萄糖的吸收，主要的作用機轉是抑制肝臟生成與釋出葡萄糖，並且促進細胞對血糖的利用，達到降低胰島素的目的。

由於多囊性卵巢症候群（PCOS）的患者有一部分有胰島素阻抗性，血中胰島素升高，間接導致排卵異常，因此用 Metformin 來治療多囊性卵巢症候群。

◆ 療效：

Metformin 主要用來控制血糖，為第二型糖尿病患者的第一線用藥。

Metformin 也用來治療多囊性卵巢症候群（PCOS），改善患者的胰島素抗性（insulin resistance），降低因胰島素過高誘導的雄性素（Androgen），不但可以幫助排卵、還可以增加懷孕率或可減少妊娠糖尿病。

其用法可從 500mg 至 1500mg，三餐飯後服用，一般療程約為六個月，與口服排卵藥合併使用的反應優於單獨使用；附帶

的作用為能減輕體重，防止體重增加，正好可同時處理多囊性卵巢症候群不孕婦女，體重過重，不易下降的狀況。

◈ 副作用：

Metformin 常見的副作用是腸胃不適如腹痛、腹瀉、噁心、嘔吐等，腎功能不佳的患者在使用上須小心乳酸酸中毒的嚴重不良反應，不過機率非常低（約十萬分之三）。

Metformin 並不會像其他糖尿病藥物一樣，會造成血糖過低的副作用。但是過度的運動、飲酒、延誤吃飯等，還是有可能會導致血糖過低。低血糖時的症狀，會發冷、心跳加快、虛弱疲倦、噁心、頭痛、焦慮不安等等。

◈ 辨證屬性分類：

屬於溫和削弱腎陽的特質，容易令脾土健運失常，雖不嚴重，但逐步會表現出「氣虛」的臨床症狀。

Spironolactone

◈ 作用機轉：

Spironolactone 為醛固酮拮抗劑（Aldosterone antagonist），與醛固酮競爭遠端腎小管與集尿管上的受體，減少納離子與水分的再吸收，也減少鉀離子的排出。Spironolactone 也具有抗雄性素作用。

◈ 療效：

Spironolactone 作為保鉀利尿劑，可用來治療高血壓、充血性心衰竭。其抗雄激素作用可治療因雄性素過高所引起的不孕症及多毛症。

◈ 副作用：

Spironolactone 常見的副作用包括：噁心、嗜睡、頭痛等。腎功能不佳者容易引起高血鉀，須小心使用。

◈ 辨證屬性分類：

屬於中等強度削弱腎陽的特質，雖不嚴重，但逐步會表現出「腎陽氣虛」的臨床症狀。

黃體素（Progesterone）

臨床上有些病人會出現黃體功能不足，需要補充黃體素。另外，使用排卵藥再加上腦下垂體抑制劑的用法，有時會影響黃體的功能，間接影響胚胎著床，因此常會合併投予黃體素幫助胚胎著床。

◈ 辨證屬性分類：

屬於中等強度補腎陽的特質，由於沒有提振卵巢實質的腎陽，長期使用，將反而表現出卵巢腎陽虛衰的症狀。

避孕藥

　　中、低劑量荷爾蒙的避孕藥，常被作為試管嬰兒或人工受孕的前導治療，試圖先調整不孕婦女的排卵週期，在進入療程後，期望施打大量排卵針時，可取得多一些卵子，以增加人工受孕成功的機會。

　　另外，針對有「提早排卵」現象的不孕婦女，通常都以難以懷孕或是流產比率高收場，而這群提早排卵的不孕婦女，又常是卵巢功能較弱、年齡偏高或月經週期較短者，因此，只要是月經間的間期變短，也就是月經提早來，甚至於短於 23 天者，皆有可能是提早排卵現象，此時，可考慮用中、低劑量荷爾蒙的避孕藥，來調整一至二個月。

◈ 市售口服避孕藥簡表

學名 （商品名）	成　分		適應症
	雌激素	黃體素	
Remexin （利美信錠）	Ethinyl estradiol 0.02mg	Norethisterone Acetate 10mg	續發性無月經，妊振早期診斷，機能性子宮出血，月經週期之延長及縮短。
Marvelon （母扶樂錠）	Ethinyl estradiol 0.03mg	Desogestrel 0.15mg	1.會抑制腦下垂體的性腺功能及排卵。

			2.它引起一個規則之子宮出血，其流血量與時間與正常月經出血相似。月經疼痛減輕，流量減少。
Mercilon（美適儂錠）	Ethinyl estradiol 0.02mg	Desogestrel 0.15mg	1.抑制排卵及改變子宮頸分泌以達到避孕。 2.月經週期規則，月經疼痛減輕，流量減少。
Gynera（祈麗安錠）	Ethinyl estradiol 0.03mg	Gestodene 0.075mg	抑制排卵。
Minulet（敏定偶錠）	Ethinyl estradiol 0.03mg	Gestodene 0.075mg	1.抑制促性激素的分泌而產生抑制排卵作用。 2.改變子宮頸黏液（它可增加精子穿入的困難）以及子宮內膜的變化（它可減低著床的可能性）。
Minesse（新定偶膜衣錠）	Ethinyl estradiol 0.015mg	Gestodene 0.06mg	1.抑制排卵作用。 2.改變子宮內膜的結構，使受精卵不易著床而達到避孕。
Diane 35（黛麗安糖衣錠）	Ethinyl estradiol 0.035mg	Cyproterone acetate 2mg	痤瘡、皮脂溢出、多毛症、避孕。
Trinordiol（特定偶錠）	Ethinyl estradiol 0.03mg	Levonorgestrel 0.05mg	抑制排卵以達避孕效果

NORTIN （姞婷糖衣 錠）	Ethinyl estradiol 0.035mg	Cyproterone acetate 2mg	1.痤瘡、皮脂溢出、多 毛症及婦女有前述症 狀的避孕用。
YASMIN （悅己膜衣 錠）	Ethinyl estradiol 0.03mg	Drospirenone 3mg	可改善婦女因荷爾蒙引 起的體液滯留及相關症 狀，並改善青春痘及皮 脂漏症。

資料來源：行政院衛生署藥物資訊網

◈ 辨證屬性分類：

　　屬於強度補腎陰的特質，由於沒有提振卵巢實質的腎陰，長期使用，將反而表現出卵巢腎陰虛衰的症狀。

輔助與替代療法

　　以一個中醫師的角度來說，到底是在醫不孕婦女本身的體質？還是在醫被西藥改變過的體質？

　　現代的中醫師真的很難為，因為要看到都不曾用過西藥的不孕婦女，好像太難了，西藥對不孕婦女的影響，例如：

　　避孕藥影響子宮內膜及導致月經量變少的變化，較緩慢。

　　排卵藥 clomid，對子宮內膜及導致月經量變少的變化則較快速。

　　如果中醫師，不知道一籮筐西藥作用及副作用，並且加以防範，也好像不太對。這是非常重要的判斷，牽涉到調理的時間及針對治療的方向不同，當然，連所採用的各種中醫療法的種類、項目、順序也會不同。

　　一旦避孕藥及排卵藥 clomid 兩者對不孕婦女，已導致月經量變少的副作用時，調起來，避孕藥所改變的體質，恢復療程是比較慢的；而採用藥薰、針灸的比例及次數，會增加。中藥使用黃柏、知母等偏寒的藥材劑量會用輕些，同時採用金水相生的概念，補肺金以生水的方法及藥材，會多用等。

　　又以有「美國仙丹」稱號的類固醇，治療各種過敏疾病，堪稱藥到病除，但在不孕婦女使用來治療免疫問題時，往往與

治過敏疾病一樣，有服藥有效，沒服藥症狀反彈得比沒吃藥前更嚴重，於是乎只好長期依賴的吃。

我個人認為，類固醇很像部分補陽中藥的特性，於是乎用久了，陽太旺，陰不足，一旦其水滯留的副作用，產生不孕婦女的肥胖，就不容於短期減重，以及解除對荷爾蒙的影響了。這好比在一個小房間裡，用茶壺煮水，火持續加大的燒，水沒加，結果茶壺裡乾熱悶燒。

不孕婦女使用類固醇，會產生容易餓、胃酸過多、青春痘一直長等火氣，而茶壺裡蒸發出去的水氣，瀰漫整個小房間，這就像不孕婦女使用類固醇後的肥胖及水腫，這些身體水分分布的失衡，也如同瀰漫出去的水氣造成環境的潮濕，而茶壺裡仍然缺水。

使用類固醇的不孕婦女，即使後來懷孕生子了，但青春痘及肥胖的體質卻仍然在，對中醫來講，這件事沒有辦完，或沒有辦清淨，是付出身體一部分健康的代價。

一位不孕婦女不易懷孕，在治療學上，理論上，是治到她成功受孕生子，而後應再回復原來的她，即便有改變，也是因懷孕生子的些許改變，而不是有藥物副作用留在身上的痕跡。

聽起來，單是治療就複雜很多了，我會用補腎水的方式，考量到茶壺裡應該要有水，才是常態，加上去肝火、心火、相

火的中藥，如茵陳、龍膽草、黃芩、黃連、黃柏等，去降那個小房間的室溫及微調茶壺下燒的火，再加上用風藥及利水、祛濕、健脾藥，好像用電風扇、抹地及排水孔，將小房間降溫的水氣排出。

這當然是在治被西藥改變過的體質，因為這類不孕婦女本身原本不是容易餓、胃酸過多、青春痘、肥胖及水腫的體質，這些思路與判斷，都不是我拜師的老中醫，二世或三世所曾有的經驗，看完了，這一段，可以約略了解我主張中西醫整合醫療的重要性。

中醫在不孕治療上有很大的不同：

中醫要嘛沒有成功，沒讓不孕婦女懷孕生子。

要嘛懷孕生子後，還是原來的那個人，而且往往比較健康。

過去月經都會痛、都很亂、或會腰痠等，中醫調了以後沒有那些症狀，然後懷孕了，生完小孩，再來的月經也都很順，也沒有腰痠的不舒服，結果，第二胎很快就自己懷孕了。

每次聽到以前的不孕患者，回來告訴我這些事，我都很高興，因為那本來就在我預期的範圍，只是再一次印證中醫師可

以預測的本領，也印證了中醫療法的力量，是可發可收，是全人照顧的。

我常鼓勵年輕的中醫師，不要因為不孕婦女誤解中藥效果比較慢而灰心，中醫療法的力量是「寬厚深沉，遠識兼照，造福於無形，消禍於未然，無智名勇功，天下陰受其賜」。

西醫不孕的療法，的確是一個偉大的發明，其重要性，從發明試管嬰兒胚胎植入技術的英國生理學家羅伯特·愛德華，得到諾貝爾獎，可以知道，其對人類的貢獻。我在中西醫整合療法中，有些療程也主張用西藥治療，但用藥問題，仍需正視。

雖然有時，我也為不孕婦女開快速車，到達目的地，但始終在想：用最合適整合的療法，最少殺傷力的藥，期望不要雖然到達目的地，但卻少了個輪子，或撞凹了車頭什麼的。

無論，我在前文說中藥的各種使用變化，的確都是要在了解西醫療法後，思索出來的一些突破。但中藥就是中藥，我仍是根據最基礎的理論推演而來的，就好像海鮮就是海鮮，洋蔥、薑、蒜等大家也都買得到，但卻演化出各國不同的料理，也有路邊攤，也有高級餐廳，端看廚師的用心及創意一樣。接下來，我就來說明中醫藥的配套、概念及介入的療法，看看其高明在那裡！

治方與方劑

不孕症用藥及配組成一個方劑，是以治法為指導的。

而治法又是根據辨證的結論來決定的。

所以：「方從法出，法隨證立」，因此凡是針對不同體質，所開立一帖成熟的方劑，必須是證、法、方、藥環環相扣，並且與中醫藥基本理論相緊扣，才能在每一次的治療中，清楚明白在治什麼？治到那了？效果不佳時，又有沒有其他的理論可以運用？又或有那一個環節沒顧慮周全？

現代中醫師面對不孕症，所需不同於古代之處有二點：

一、是要將西藥改變的因素，納入考慮。

二、是科學中藥粉的開法，的確不同於古代開水煎藥的模式。

用藥組方特色

◈ 藥味少的方劑：

有時不孕婦女拿到藥單，又跑回來問說：「啊？藥只有二味喔？這麼簡單喔？」

沒錯，二味藥，我還滿常用的。

如西洋參和熟地，一為天一為地，一補氣一補血，一補肺脾一補肝腎，適用於不孕症婦女各種體質的基本方。一般都具有不錯的效果，力專效宏，必要時再加其他藥材，我也常教不孕婦女燉服一天一隻濃雞湯。

◈ 藥味多的方劑：

這類處方佔大多數，是依每位不孕婦女體質外，其他主客觀病情，及症狀需要而製方的。

各位不孕症婦女，千萬不要有一個錯誤的觀念，那就是：

我是來看不孕的，所以自己判斷，感冒跟不孕不相關，反正感冒要看西醫用西藥治，所以不用跟中醫師講，讓他專注的醫不孕。

別忘了，中醫是全人療法，全身是一體的小宇宙，牽一髮而動全身，不孕婦女所認定的感冒跟不孕不相關，卻是中醫師眼中的「風為百病之長」，是耗氣的另一個源頭，是加重血熱的另一個因素。

而且西藥用了，如果治好了，也就算了，有時沒治乾淨，剩下一個喉嚨老是有痰，講話前都要先清清喉嚨、或慢性的過

敏咳嗽等體質，那這時，中醫師還是會針對不孕的各個因素、症狀及多環節的特性，採用多味藥組成一個複方來治療。

而若是科學中藥粉，則可能會用一個複方加幾個單味藥，或二三個複方結合的特殊處方。如四物湯治療痛經，加荊芥、防風，以補血藥酌配風藥，治療血虛型體質的不孕婦女，有輕微感冒的症狀，或月經來時，常容易感冒的不孕體質。

又如「溫經湯」治療虛寒性體質的不孕婦女，加柴胡以升提中氣，加炒白朮以健脾利濕，除了溫暖草木不生的冰冷子宮外，也希望要孕育著床的內膜，會更肥沃及循環好。

此外，脾為中土，為後天之本，具升清降濁、腐熟水穀的氣機功能，脾統血、肝藏血等病機又與上述功能，息息相關、環環相扣，所以複方中的調和脾胃作用，也有助於虛寒不孕所可能潛在、會中氣下陷的預防，及濕氣停滯的疏通和消除。因此方藥就顯得龐雜，在不孕的慢性頑雜病證中，用此類方劑是合適的。

◈ 「異病同治」的方劑：

也有時不孕婦女拿到藥單，疑惑的問說：「我回去查，你怎麼開感冒藥，還是治心臟的藥給我，會不會開到別人的呢？」

沒錯，沒錯，這是「異病同治」！

比方網路上查到「生脈飲」是治暑熱多汗、慢性支氣管炎、

肺結核或心力衰竭、心律不整，主要是這個方劑的組成藥以人參為主，其次有麥門冬和五味子，人參能大補元氣，麥冬可養陰清熱，五味子為斂汗生津，三藥合用，一補，一清，一斂，對於酸性或陰不足的氣鬱體質的不孕婦女，可以有益氣生津，斂陰清熱的功效。

現實的不孕症婦女，常是主次證型夾雜。治療上先辨明主證型為最重要，其次再及於次要證型。在治療策略上，彼此皆不同，就逐漸的區分出中醫師對於不孕症療法的靈活度，在有這麼多，現代醫學診斷出來的病症：或子宮內膜異位、或子宮內膜炎、或反覆不癒的白帶、或多囊性卵巢分別不同的病因，依循傳統的藥物原則，靈活的運用各種基礎理論，將方劑、用藥、分量等的適度合時的搭配，個人覺得，幾根不起眼的草藥，功效卻大大超越過部分西藥的療法。

或許仔細一點的不孕症婦女，會發現，我依她的體質需要，表現出一定的用藥原則，將兩種或兩種以上的藥物配合運用於臨床，即稱為「配伍」。由於藥與藥的合用，可能會出現某些相互的作用，而使其原有的性能發生變化，因此某些藥可合用，某些藥則不能合用，所以在不孕的治療，也有其講究藥物配伍的關係。

相須：是指功用相類似的藥物，配合運用後可以達到協同作用，加強了藥物的療效。

如黃柏與知母合用，可增加滋陰降火的作用，在酸

性或氣鬱型體質的不孕婦女，是常用的配搭，但一
如前所述，又依病情的狀況，調整其彼此間的劑量
及比例和使用時間。

相使：指一藥為主，餘藥為輔，輔藥能提高主藥的功效。
如黃耆與茯苓同用，可加強黃耆補氣、利尿作用。
在氣虛或濕性體質的不孕婦女，是常用的配搭，
但，要判斷有否中氣下陷或濕熱生痰等變化，而依
病情的狀況，加白朮、柴胡以防中氣下陷或加丹
皮、黃芩以防熱入血室。

在複方組合中配伍的精神，利用方藥間的協同性，盡可能
避免相互間的衝突性。例如：

氣虛夾鬱熱型體質的不孕婦女：

氣虛：宜補法，可選用補中益氣湯、四君子湯等方劑。

鬱熱：宜清疏法，需選用荊芩四物湯等方劑。

將此兩種性能不同的方劑組合在一起，顯然不十分恰當，
而且氣虛與鬱熱兩證，並不是相同比重並存，還有主證次證之
分，以及病因病機的疾病變化。

如鬱久氣虛，氣虛而後鬱熱之先後病因不同：

如果氣虛為主，補氣助陽，佐以清疏，以補中益氣湯合丹
梔逍遙散為宜，在具體藥物上可去當歸，山梔宜少即可。

如以鬱熱為主，清肝解鬱，佐以益氣，以荊芩四物湯合四
君子湯即可。

如果血虛夾氣虛性的月經，表現為經量變少，且經常會延後來的時間，頭暈等病證。血虛宜補血，四物湯為首選方，氣虛宜補氣，四君子湯為要方，兩方組合為八珍湯，得到加強的療效，這些都是在動態的變，中藥處方，也因此週週可能修整而不同。

只有在有子宮內膜異位瘤、腺肌症等，血瘀久的病證，比較會有吃一個月都不用改變處方的服法。其他的話，我喜歡一週診察一次，至遲不宜超過兩週，對一個月經週期而言，往往有兩週是陰重於陽，而另兩週是陽重於陰，或遇到月經期等狀況，因此，有時有必要運用不同的處方模式，來有所以因應。

◈ 兼病、新病中的複方運用：

在調治不孕症婦女時，常常有兼病，新病發作者，在處理上除少數「急則治其標」外，一般應同時處理，或兼顧之。

如月經病兼有脾胃病發作者，均可以複方治之。

如風冷性不孕，除了痛經外，又逢外感風寒症狀發作者，一般以補血藥外，可選用疏散風寒的生薑、桂枝，以標本同治。

如風熱咳嗽，則可加桑葉、菊花等疏散風熱，完全依辨證用藥，不過重點是，這是很重要的治療過程，在有風邪殘存的不孕症婦女，在中藥調理過程，的確，有高的機會，發生或輕或重的感冒症狀。

這實際上是，不孕症婦女免疫在調節的過程，透過這過程，中藥在調治潛在的過敏或免疫的問題。而這些免疫的問題，可能為原來不易受孕的原因之一，這也是為什麼，前文跟各位一再強調，千萬不要自己當醫師，錯誤的認為，感冒跟不孕沒有關係，反正感冒要看西醫用西藥治，所以不用跟中醫師講，讓他專注的醫不孕，恰巧相反！

　　感冒的病情及治療後的反應，對我而言，不孕治療過程中，就在等看有沒有發生，到底發生了那些症狀？我治了以後，結果如何？

　　有時不孕婦女會不耐煩的提醒我：「我是在看不孕，不是在看感冒！」

　　我當然是在看不孕，而且我還認為這部分，對治不孕還滿重要的。別忘了，中醫強調：「風為百病之長」，而且往往都要擺在「急則治急病，緩則標本同治」的治療策略，不能、也不會不要管它，要不然會形成變症或壞症等的後遺症。事實上，免疫的問題，有不少部分，與先前的感冒變壞症是有相關的。

不孕方劑常用之法

　　中藥和西藥一樣，治不孕大症時，所用的藥，對人體是有殺傷力的！

　　但中醫有演化出標、本、先、後和根據藏象、經絡等學說，來預知疾病傳變規律，並預防治療後的變病、壞病等相關論述，是不同於西藥的重視「人為標，病為本」的思想，也是不孕治法中最高層次的理論。

　　治法，最早見於《黃帝內經》。例如：「治病必求於本」。

　　無論所用中藥的毒性大小有無，都應該做到：「無使過之，使其正也。……必先歲氣，無代天和。無盛盛，無虛虛，而遺人夭殃。無致邪，無失正，絕人長命。」

　　治病八法，是清代醫家程鍾齡在總結前人歸類治法的基礎上，結合自己的心得撰而成。主張：辨證當用「八綱」，治病也不越「汗、和、下、消、吐、清、溫、補」這八法。我個人在治不孕方面，結合了傷寒、溫病學說，並偏向接受清代中醫醫家傅青主、張錫純等大師的觀念。

　　不孕療法，我依循傳統中醫理論：「論病之源，從內傷外感」括之。仍以：「汗、和、下、消、吐、清、溫、補」八種治療方法處理。

覺得結合於中西醫整合療法中，非常實用。程鍾齡主張：
「論病之情，則以寒熱虛實表裏陰陽」八字統之；我則主張：需
再結合臟腑及五行辨證的學說。所以各位在本書中，不斷的看
到，診病時，隨時在盤算肝、脾、腎、肺等的互動及能量消長。

補法

將病會去的地方，先強化起來，使之不傳，是補法。

這是最不容易，讓沒有中醫背景的病患及醫療人員所理解
的地方！

一個補法最妙的使用時機，就是：「預防醫學」！

補法，是治療不孕症最最重要的療法。

因為不孕症，基本上是腎虛，而當然也有其他脾虛及肺虛
等問題，也常合併或為導致腎虛的病因，因此運用補法，通過
滋養、補益不孕婦女在上述某一臟腑或幾個臟腑的氣、或血、
或陰、或陽、或全部虛弱的一種治療方法。

在不孕症的各種體質中，都或多或少的，會用到補法，固
然氣、血、陰、陽那裡虛了，就補那裡，是比較容易理解的，
但有時高明的中醫師，會預測病的走勢，如我前言所述，肝鬱
氣滯，就想到「見肝之病，當知傳脾」，所以在治療氣鬱型體質
的不孕婦女，有不少的機會會處方炒白朮，就是這個道理。

《內經》曰：「聖人不治已病治未病，不治已亂治未亂。夫病已成而後藥之，亂已成而後治之，譬猶渴而穿井，鬥而鑄兵，不易晚乎？」中醫認為每個人都有弱點，也是未來要生病的地方，因此要能夠使之「不受強賊之患也」。經常這樣的注重保養，則「假以歲月，使氣血歸於和平，乃形神俱茂，而疾病不生也。」

補法，除食療常用濃雞湯外，我都先以科學中藥治療，再視病情之嚴重及複雜度，決定是否用湯劑、膏劑或丸劑。

滋補常用方劑：

作用	方劑
補陰	六味地黃丸、大補陰丸、一貫煎。
補陽	金匱腎氣丸、右歸丸、龜鹿二仙膠。
補氣	四君子湯、參苓白朮散、補中益氣湯。
補血	四物湯、當歸補血湯、歸脾湯、炙甘草湯。

清法

清法，在治療不孕症也是常運用到的療法，因為不孕症，有很多是氣鬱的體質，氣鬱在某一地方，相對於血，就是太過。

有些不孕婦女，察覺自己的體質，吃補上火氣，又是長青春痘，又是嘴破的，但吃西瓜等偏涼性的食物或水果，又常常腸胃不舒服且容易拉肚子，好像成了冷熱不合的體質。而清法，就是專門針對「清虛火」的療法。

古中醫先賢丹溪先生說：「氣有餘便是火矣。」是很貼切的描述，另外，酸性、痰濕等體質，也常夾雜著火氣的問題。臨床上，除了少數免疫問題為實火外，我看，在不孕症的氣鬱火氣，還多以虛火的多。

火氣，從那裡來呢？

實際上，火，是人體各項機能運作的基本要素，沒有火的動能，一如冰冷的星球，是完全沒有生命跡象的，但火太過了，又好像缺少足夠冷卻水的引擎，很燙，但，運轉效率欠佳。中醫認為：「火者，氣之不得其平者也。」

如果不孕婦女不焦慮，而心平氣和，則五臟六腑，自然各得其平，於是乎體內風平浪靜，經脈調暢，何火之有？

但如果求診婦女，一心焦慮趕時間懷孕，懷疑醫師的處置、回去想東想西、怨天怨地、哭泣不平，那麼，體內又是颱風、又是海嘯、又是溫室、又是聖嬰，當然到處走山等等現象，便應運而生。

不孕婦女到處求診的結果是：

看到西醫師用各種科技去應對，但好了這一段，卻留下另一段的後遺症。

中醫師是全人治療，但遇到不孕婦女沒時間，或無意依循醫囑的建議好好做功課，則中醫師的介入效果，大打折扣。

如此一來，中醫要不斷應付病人，每一次回診，新跑出來的症狀，臨床上，治療這類不遵醫囑不合作的不孕婦女，是很累人的 !!

中醫虛火的來源，如古籍記載：「相火起於肝腎，虛火由於勞損，實火生於亢害，燥火本乎血虛，濕火因於淫熱，鬱火出於遏抑。又有無名之火，無經絡可循，無脈症可辨，致有暴病暴死者。諸病之中，火病居多，不可以不加察也。」

大致上，現代婦女常犯的虛火有：

◆ 忿怒生肝火。

◆ 用腦思慮太多、過勞、疲倦生脾火。

◆ 熱入血室的燥火。

　這多些機會，發生在本來血虛體質的不孕婦女身上，或喜歡吃冰冷飲品、嗜吃水果生食及多吃少動，而產生肥胖濕性體質的婦女。或是職業婦女，當工作或家庭的壓力不順遂，而情緒抑鬱等，也常容易鬱而化火。

◆ 五行相剋產生的火氣，如用神、用心專注、心機計算終日等，會導致心火太盛，使剋主一身之氣的肺，同時吸收五穀精華的脾也運化不良。

◆ 臟腑相移而改變體質，如氣鬱肝火移熱於膽，於是乎慢慢增加了睡眠障礙的體質，另外也常覺口苦，小便色深

黃及大便秘等症狀。

我在門診時，常一面看病，一面想這位不孕婦女，現在病的走勢及擴及的範圍，而決定中醫療法的種類、項目及藥味處方。

談到清法治不孕的用藥，則是一大學問，有直接以瀉法，瀉掉火氣，這常用於有實火的狀態，常用的藥材，有大黃、黃芩、黃連、梔子、黃柏之類的苦藥。治法上，有以散開火氣的力量，使血虛、脾虛或陰虛等虛性體質的火氣降溫，常用的藥材，有羌活、防風、柴胡、葛根之類升提的藥。

也有以補水滋潤，使滅火降溫，常用的藥材，有地黃、天冬、玄參、知母之類。畢竟不孕本質多為虛症，故也有以補來瀉火氣，常用的藥材，有人參、黃耆、甘草等瀉火之聖藥。至於要確切選那些藥及方劑，還需考量，熱在氣分、營分、血分、是否已嚴重到熱毒，以及熱在某一臟腑之分。

清法之中，又有清氣分熱、清營涼血、氣血兩清、清熱解毒，以及清臟腑熱等不同，由於火熱最易傷津耗液，大熱又能傷氣，所以清法中常配伍生津、益氣的藥；若熱灼陰傷，或熱伏在裏的話，又當清法與滋陰並用，就不可以用直接瀉的純用苦寒藥。由此可知，用藥要如神，如韓信點兵，用藥不當，熱非但不除，且也有加重不孕狀態的後遺症。

清法常用方劑：

作用	方劑
清氣分之熱	白虎湯、玉女煎、竹葉石膏湯。
清營分之熱	清營湯。
清熱解毒	黃連解毒湯、普濟消毒飲、涼膈散。
清臟腑熱	龍膽瀉肝湯、左金丸、導赤散、茵陳蒿湯、白頭翁湯。
清裡虛熱	青蒿鱉甲湯、當歸六黃湯。

溫法

溫法，是適合虛冷型體質不孕症的療法；就是專門針對「溫裡寒」的療法。

不孕症，因為受到風寒，或自己情緒內傷，或飲食生冷，也有的是先天的體質偏虛冷，最糟糕的是，從小到大，其間太過用部分西藥，傷了不孕婦女的陽氣。

隨著寒發生的部位不同，而有不同的症狀：

◆ 寒在上部的不孕症婦女，不喜歡吹風、吹冷氣，至少不

喜歡直接吹，背脊常容易覺冷，一冷就感冒。

◆ 寒在中部的不孕症婦女，不耐吃生食或冷飲，常常腸胃悶、脹、隱隱作痛，容易拉肚子，且食物菜葉常沒有充分消化就排出。

◆ 如寒在下部的不孕症婦女，下腹常悶、脹、隱隱作痛，膀胱無力，一喝水就想上廁所，小便雖然多次，但量還不少，白帶常偏清水而多，性慾偏低或沒興趣，房事後常容易感覺疲倦、下腹不舒服、腰痠，嚴重者，甚至於需於床上躺，休息個半天才能恢復日常生活。

下肢常覺得痠，不耐體力，四肢常覺冰冷，嚴重者，甚至於夏天，大家要開冷氣睡覺的晚上，還需蓋棉被等體質。

由於寒病的發生，常常是陽虛與寒邪並存，也因為不孕婦女的陽氣虛了，寒邪，也才容易留在身上，不容易好。因此，溫法治不孕的用藥，又常與補法配合運用，常用的藥材，有高麗參、乾薑，炮薑，桂枝，麻黃、葛根、吳茱萸、附子等藥。

至於要確切選那些藥及方劑，還需考量寒的部位。由於寒最易停濕留痰，所以溫法中又常配伍行氣、化寒痰的藥；但要注意，現代婦女的生活方式及飲食習慣，很容易有氣鬱及酸性體質的夾雜，而這些體質又都有些陰不足或陰傷的現象，是很怕火氣再加大，而加重津液的耗損及失衡。

溫藥，就有加大熱能、動能的效果，但存在著兩難時，如

何在用藥選將上，如何在劑量的派兵的多寡上，靈活切入？是中醫師要學好治療不孕症，一個很嚴肅的課題，光光為了這個題目，就是好幾個學分的課了。

原則可以用孫子兵法來譬喻：「夫用兵之法，全國為上，破國次之；全軍為上，破軍次之；全旅為上，破旅次之；全卒為上，破卒次之；全伍為上，破伍次之。是故百戰百勝，非善之善也；不戰而屈人之兵，善之善者也。」

看中醫，一定要有「全人」的觀念：

◆ 能運動則不用食補。

◆ 能食補則不用藥療。

◆ 需藥療則以破壞最少。

◆ 以藥物後遺症最少的為善治。

◆ 權衡病勢及藥力：「我十倍於敵，就實施圍殲，五倍於敵就實施進攻」，意思是病初起、病輕，這類不孕婦女，最容易在前三個月內懷孕，有來看我門診，十隻雞沒吃完就懷孕的，就屬於這一類。

◆ 「兩倍於敵」就要努力戰勝敵軍，「勢均力敵」則設法分散各個擊破之，這類不孕婦女的功課，就要認真、努力的做，中藥的效力，才容易充分發揮。

溫法常用方劑：

作用	方劑
溫中袪寒	溫經湯、麻黃湯、葛根湯、理中湯、吳茱萸湯、大小建中湯。
回陽救逆	四逆湯、參附湯、當歸四逆湯。

消法

　　消法，是適合飲食過量、及容易長瘤子體質不孕症婦女的療法。同時考量了滋急、緩攻、平治、消補兼施，中醫稱為消導之劑。

　　不孕症婦女，因為飲食不知節制，或自己情緒內傷，致使不孕婦女氣血不順暢而積在身體某些部位，常見的有子宮肌瘤、腺肌症、子宮瘜肉、內膜增生、卵巢水瘤、巧克力囊腫等，這類體質的不孕婦女，也常有淋巴系統的問題，下肢循環不良，代謝相對的也慢，身體內代謝廢料太多，排不出去，而更內耗身體，容易發生在氣鬱、酸性、及痰濕的體質；而消法，就是專門針對這個現象，而發展出來的療法。

中醫古籍《素問‧至真要大論》指出：「堅者削之，結者散之」的方法。

由於主因起於上述病因，而導致脾虛運作不良，則氣不流行，營養也不吸收，則正常身體運作停滯而成為「積」的病，臨床上，這類不孕婦女的腸胃功能，都不太理想，使得子宮、內膜、卵巢等長出腫瘤。

所以表面上，長東西，應該要割、切、攻等方法來處理；但其本源的虛，沒有處理，則往後還會有衍生其他病證的機會很高。因此中藥一定同時用消法，來使這類體質的不孕婦女，不管其瘤，是用西醫手術或純中醫看，皆需同時採用此法才為王道。

治法上，要散其積，行其氣，又常與溫法配合運用，溫裡寒，以強化消融局部積雪，又常與補法配合運用，要同時讓脾的運作良好，血氣才能逐日恢復。輕症則用一般和解的藥物及方劑，如枳實、香附、陳皮、青皮、烏藥、厚朴、玄參、牡蠣等。但若嚴重者，有時也會先採用攻法或下法，使積在局部的濁陰能降，於是清陽才能升，先去掉生鐵鏽的破壞，才能有機會重新板金烤漆，而明亮的一如新車。

常用消法方劑：

作用	方劑
消食積	保和丸、木香檳榔丸、枳實導滯丸。
消胃脹	健脾丸、枳朮丸。
消瘰瘤	《醫學心悟》消瘰丸〈玄參、牡蠣、貝母各四兩，為末煉蜜為丸〉

和法

不孕症婦女，在無論是飲食、情緒、或先天體質等的各種狀況，病邪，總由初起不癒而變慢性，總由淺而漸深，總由一個小結，而漸成一團的糾結。這過程，就屬於半表半裏。因此，要治久的不孕慢性狀況，需要將深層嚴重的病，轉淺變輕而癒，處理好半表半裏的和法，就變得非常重要。

和法，是通過和解或調和的作用，以祛除病邪為目的的一種治法。不同於汗、吐、下三法以攻邪為主的療法，也不同於補法的專門扶持人體的正氣，是適合各種體質不孕症婦女，接受各種療法的搭配療法。

中醫古籍《傷寒明理論》指出：「傷寒邪在表者，必漬形以為汗；邪氣在裏者，乃蕩滌以為利。其于不內不外，半表半裏，既非發汗之所宜，又非吐下之所對，是當和解則可以矣。」

當然，高明善治的中醫師，往往在病初起、淺、一個小結的階段，就已預防性的強化病勢要走去的半表半裏，以防阻淺病未完全好之際，讓它往其他地方竄逃，所謂「見肝之病，當之傳脾」的預防理論，是很適合用和法來處理。

中醫先賢戴北山解釋說：「寒熱并用之謂和，補瀉合劑之謂和，表裏雙解之謂和，平其亢厲之謂和。」

乍看起來好像沒什麼章法，有些了解中醫的不孕婦女，常發生的困惑，有時會拿藥單問說：「啊？醫師，您不是說我虛要補嗎？怎麼還開黃連這些涼藥呢？」

這不是三言兩語解釋得清，真的很難回答。

連要教會年輕醫師這些道理，為什麼寒、熱；補、瀉；表、裏藥等，不同類屬，有時甚至於相反的屬性，開在同一張藥單上，都要費一番唇舌，可見其確有一定程度的難度。實際上，大部分不孕的婦女，輾轉介紹，長途或遠從日本、美國、大陸等國外，會來找我的，往往是不孕多年的、很多糾結已深、混雜一堆西醫療程導致的問題，是常常就會運用「和法」的模式來切入治療的。

有時年輕醫師先幫我問診，記錄這些豐富而難熬的故事後，他們真的滿頭霧水，不知道該從何處去理出一個頭緒來治

療？不過，醫理熟悉了，也沒那麼複雜。舉例來說：一位不孕婦女，因為焦慮、常情緒受壓抑而產生肝氣鬱結的體質，而有氣逆、氣滯的情形。進而發生肝的火氣，肝氣的走勢會傷脾。

如果這位病患，偏偏她又很認真，一面吃飯一面趕工作，根本不知道吃了什麼東西，或很緊張、快速的吃完，於是乎消化不良的脾虛體質，漸漸的加進了原本的氣鬱體質，此時，中醫師要考量先瀉肝火，讓病勢不傷脾，或補脾虛，助脾氣，使雖有肝火，但無法傷脾。這好比在同一張藥單上，派了消防隊去滅火，同時也派運輸兵及工程部隊去災後重建，如此看來，好像寒、熱，補、瀉藥在同一張藥單，其實是自有一番可以接受的醫理在其中的。

如果這位不孕婦女，經常熬夜趕工，於是乎肝不藏血，血不足而血虛、脾虛了，吸收補充血的能力，也還尚不足，加重了原脾虛、氣鬱體質外的血虛體質，血愈不足，肝火愈旺，於是，中醫師又面臨到另一較深層的、混雜糾結的補、瀉處方的拿捏。

看來的確不容易在門診，教會不孕婦女和法的處方技巧及思維！

中醫開藥與西醫非常不同的地方，除了中醫師本身學養的因素外，在處方用藥裡面，這恐怕是最難傳授的部分。什麼是中醫師本身學養因素？這包括了中醫師個人的修為、個性、知識及對中醫學的悟性與慧根。

個性急的中醫師，用藥猛，劑量大；個性溫吞的中醫師，用藥就完全不同。因此，歷千年各朝各代，都有所謂的派別。在這本書中，我舉很多例子，談西藥的五行屬性，談中西醫療如何整合治不孕等，也是歷經多年雕磨出來的見解，個人未讀盡國際其他中醫師，想當然大家體悟各有不同，因此，我說出我慣常治療的想法及做法，應有創見之處，也可算是一派吧！

在和法中，不像補法及溫法，可以不戰而屈人之兵。和法中，要想的是「守而必固，守其所『必』攻也。」，即上文舉例的病勢，雖然有三種策略：若肝火火勢太旺，正面迎敵用瀉火藥，不必然必勝，而我若採用守其所『必』攻的脾，則又缺乏積極的攻勢，但總比不必然勝的瀉火法，來得不傷身。但若肝火火勢太旺，則我用藥策略上，為了不傷害不孕的虛底，常避免用寒涼藥，這就是所謂病勢太強，我則避而尋求他法的意思。

若我補肺金，因為金剋木，能削弱肝的火勢，攻其無備；或大補腎水，因為水而滋木而不燥，出其不意，這些都是在處方上的調兵遣將謀略。實際上，我常用五行的思維，對付複雜的不孕症所產生的臟腑氣血不和，或寒熱混雜，或虛實互見的病證。

個人淺見，和法是很聰明的療法，容許了各種切入的可能，即便以地球為例，常態的平衡中，本來就有北極冰原的寒，也有火山噴發的火，也有火山漿冷凝後的土，彼此若有若無的關聯著。

雖然人類科技的進步，終究彌補不了錯誤的溫室效應，而近年來，回歸各種減碳、綠化、有機等，與大自然共存的做法，極類似和法：

　　一種共生觀念的療法：一種即使不能懷孕，也不破壞母體的方法！

　　比較於臨床，幾位用藥「柳培林」壓抑卵巢功能，先使之處在更年期狀態，企圖兩個月後，重建體內荷爾蒙秩序的不孕症婦女，爾後三個月、四個月過去了，被壓抑的卵巢，始終沒有再醒過來，而直接進入更年期，這大概是醫生投藥時的始料未及吧？

　　這般西醫療法，一樣也沒能成功懷孕，而母體的卵巢，就直接的跳過原來可能還有五至十年的使用年限，而宣告壽終正寢了！

和法，以調和半表半裡常用方劑：

作用	方劑
和解少陽	小柴胡湯
和腸胃	半夏瀉心湯
理肝脾	四逆散、逍遙散

在八種治法中，汗、吐、下法，是屬於攻的療法，由於不是主要療法，故需掌握精準，才不至於反而傷害了受孕的能力。除吐法，令人不舒服，不受歡迎外，汗、下法我也會搭配運用於相關不孕主要的治療中，靈活整合中醫的八法。如：

汗法與補法、下法、消法：並用於上盛下虛的不孕病症。

下法與補法：並用於虛寒便秘的體質。

清法與補法：並用治血虛氣鬱的不孕等，的確更有提高受孕的機會，不過，由於太專業，也偏複雜，因此就不再詳述。

八法運用於不孕的劑型也頗多元，如湯、膏、散、丸、酒等，用法上也不異其趣，如薰、洗、摩、貼、搐（吹）鼻、通導等，但其指導組方用藥的理論，仍然屬於八法的範圍。

所謂「運用之妙，存乎一心」。也正如《醫學心悟》中所說的：「一法之中，八法備焉。」

不孕方劑常用劑型的使用時機

湯劑

將好幾味中藥材用水煎成濃液，名為湯劑，含有蕩滌之意。

對於藥粉治療後效果欠佳的不孕病情，會衡酌使用此法，或極需要補氣的不孕婦女，可一開始，直接使用人參一兩，煎成濃液服用，效果會好很多。

但因湯劑煎煮費時，是其缺點，我已將常用的，製成「即飲包」，一般而言，接受程度蠻高的。

丸劑

將治不孕好幾味中藥材研成細粉，用水、蜜、酒、醋，及棗肉、米糊等搗細和勻，做成圓粒，其狀有如綠豆大小，是不孕療法，極重要的劑型。

幾乎，每一位，皆有合適的丸劑可使用，常用的有知柏地黃丸、六味地黃丸、龜鹿二仙膠等，主要的作用為打底，調整酸化貧瘠的土地，故有「丸者，緩也」之稱；以其慢慢消化、吸收，而藥力較為持久，又便於攜帶保存。

散劑

　　將治不孕好幾味中藥材研成細粉，稱為散劑，亦稱粉劑。內服者可用開水送服或調服，「科學中藥」與傳統的散劑並不相同，是我目前使用主要治不孕的劑型。

　　傳統磨粉中藥材，多未經煎煮，直接研磨呈粉狀，直接服用。科學中藥是以科學方法及技術，經研發、原料煎煮、萃取、濃縮、乾燥、成型、檢驗、品管……等 GMP 一系列標準規範所製造出來的中藥。我在不孕的治療上，用這便宜、方便的劑型，累積了不少經驗，也還滿得心應手的。

膏劑

　　以諸藥濃煎熬膏，有內服‧外用之別。

內服：以水將藥物濃煎，共渣後再以緩火濃縮，加入冰糖或蜂蜜收成稠膏，用時以開水沖服，攻效與丸劑一樣，是不孕療法極重要的劑型，又稱為膏滋。

　　　　其優點能將藥物之有效成分，充分利用，且經濃縮和調味，便於服用，但不方便遠行攜帶，是其缺點。

外用：以油類浸藥煎熬去渣，製成稠膏，攤於紙或布上，敷貼於皮膚患處，古稱敷貼，今名膏藥。治不孕症

裏有風寒，宜「千金封臍膏」，治不孕症裏有腫瘤，
宜「消痞膏」。

漬酒

以諸藥浸酒，經過一定時間，或隔湯燉酒，然後去渣飲
酒，古稱酒醴，今謂之藥酒。由於酒性行散，通經活血，能助
藥力暢達週身，故一般用以治不孕的虛症及寒症。

總的而言，我在不孕用藥，散為基本處方劑型，宜適時搭
配湯，而幾乎皆可同時選用膏或丸為散的輔助治療；秋冬，寒
性體質者，十全、參茸藥酒等為最佳選擇。

中西醫的相輔相成

基本上，我認為：

只要懷疑有不孕症，就可以開始用中醫療法治療，主要的理由在，中醫治人不限於治病的特色。

一位不孕婦女之所以不孕，有其整個發展的過程，中醫是尋根似的在判斷不孕的起因，可能演化的過程，及再來可能病勢的去向等。誠如我所言，用中醫的診療方式，感覺病瞭若指掌，好像孫悟空在如來佛的手掌心，變不出花樣來。

不孕症治療，什麼時候該中醫治，什麼時候該西醫治，什麼時候該中西醫合治，才是對的，才是最有效率的？

基本上，是沒有正確答案的，因為中西醫治療不孕症，各有其所擅長，累積了過去的經驗，所謂的經驗，就是看到部分西醫療法的失敗，也看到部分中醫療法的不足，再加上有足夠多的個人不成功案例，我認為兩者需密切的合作，不斷的為了個別尚未成功的不孕婦女，尋求各種可能的療法。

在此，我首先要感謝不孕症專家翁紹評博士，以關懷不孕婦女的病症為出發點，願意轉介給我，尊重並信賴我的專業及所提供的療法，他從整合療法後的結果，從超音波，從顯微鏡等的觀察，表示他感受到中醫療法治療不孕症，有一定的力量。

雖然由於中西醫整合療法的複雜度，目前我個人也認為，要進行研究證實其有效的程度，仍有一定的困難，不過，就依我過去十年治不孕症，及過去三年中西醫整合治高難度不孕症的經驗，我是愈發有信心，愈益感受到中醫療法如何適切的切入「中西醫學整合療法」，能槓桿似的發揮令人驚訝的成效。

　　我也發現國內不孕症專家，有很多關切不孕婦女的需求的好醫師，也很感激長庚張明揚教授、新光黃建榮主任、北醫王家瑋主任、聯合醫院忠孝院區詹景全醫師，能秉持客觀的態度，看待我的療法；或尊重我一直在執行、推動的中西醫學整合理念。接下來，我僅就我主張的中西醫學整合療法，提出一些方案，供不孕婦女參考，這即是我所謂的「不孕婦女的體質」分析。

「不孕婦女的體質」分析：

　　同一類體質的婦女，會依循類似的模式發生不孕，是子宮內膜異位症導致不孕？或是子宮內膜炎？抑或是反覆不癒的白帶……等。

　　中醫會再辨證論治，尋求一個又治現階段的毛病及症狀，又調理體質的介入方式及處方。因此是不是不孕，或是已被西醫診斷出什麼原因造成不孕，實際上，對傳統的中醫師，有時候，並不是那麼重要。

　　因為即便現在還沒有不孕症，若不理不治不調，它將會發展成不孕。

　　如果現在已經因為某些確定診斷不孕了，卻還不當回事，它就會變的更複雜、更一團糾結，不但結果也是不孕，連身體的健康，都亮起紅燈。

　　如或勉強用一堆西藥介入，折騰了半天，也好像不見得有更好的結果。

　　所以，各位就了解了，為什麼我說，只要懷疑有不孕症，就可以開始用中醫療法治療的道理了。這樣也就了解，明明是看診看不孕，為什麼我一會兒問：

排便的情況？

睡得怎麼樣？

肩膀僵硬的情形又如何？

這些問診的背後，原來是在判斷，氣血循環及體質的改變幅度及方向。

是什麼西醫診斷的原因造成不孕，對傳統的中醫師，有時候，並不是那麼重要，因為，千百年來，沒有先進儀器診斷，中醫有其系統也一直在治不孕，這的確，有其全人照護的優勢，但，同樣的，也有其弱點。

造成不孕的原因不明確，治療的時間，就不容易掌握，一般，中醫師們在抓治療不孕及調理的時間，從三個月到半年不等，但如果明確知道造成不孕的原因，是部分輸卵管阻塞，我雖然也有不孕婦女一邊輸卵管阻塞、一邊不太通暢，也在二個月不到懷孕，但，這種狀況，我還是保守的抓半年的治療期為理想。

知道了原因，我在治療的種類上，也有調整，例如針灸兩側輸卵管，草藥薰，藥餅貼等方法，可能會較頻繁使用，這是不孕中西醫學整合療法中，西醫診斷，中醫為主要治療的模式。通常運用在西醫確診後，不必然有合適的治療策略，或在排卵藥治療、人工受孕、試管嬰兒療程失敗後，休息二、三個月的等待期。

有時，在這段中醫調治期間就懷孕了，後續的試管嬰兒及

冷凍胚胎等療程，就可以暫時用不上了！

　　不孕婦女最疑惑或顧忌的是，中西醫學整合療法中，西醫用針、用藥，中醫療法也同時針灸、用中藥的合併治療模式。憑良心講，這種中西藥合併的治療模式，最初，是由不孕症婦女所創造出來的。

　　原本，中醫用傳統方法看不孕，西醫依其人體研究結果看不孕，但焦急的不孕症婦女，或西醫療法反應欠佳、反覆失敗的不孕症婦女，自己開始依口耳相傳的方式，做中西醫整合不孕症療法。

　　大多的情形是，她們心裡也怕怕的，最大的問題在於，治療不孕症的西醫，不知道她們在看中醫，即使知道，中醫開的處方及療法，也不確定會發生什麼事？或對西醫療法有什麼影響？

　　同樣的，不孕症婦女也不知道她們在看的中醫師，到底對她目前治療中的西醫療法及用藥，有多少的了解？也不知道她們在看的中醫師，對不同治療階段的西藥，在使用中藥上，有什麼樣的主張及變化來因應？

　　而最焦慮的不孕症婦女，是遇到幾近 100% 信任的醫師療法，並被再三交代，治療期間不得再看診中醫參雜等，卻面臨一再的失敗，而追問這麼信任他的療法，而捨棄其他療法，仍無法成功的理由時，竟被冰冷的回答說：「這是機率問題！」

　　我可以感受到，來求診的不孕症婦女，對這樣的答覆，是

非常無法接受的。

　　一般而言，我是極不樂於去治療一位她的不孕西醫師，堅持反對中醫療法，卻又在西醫治療期間，跑來求診於我的不孕症婦女。基本上，我認為我的治療介入，對她的不孕西醫師，是不尊重的。

　　我會採取比較衛教的方式來幫助她，因為在西醫不孕症教科書中，是不會提到生冷食物，是個不孕治療期間的禁忌等知識，即便有治療，也是採用針灸、藥薰等非口服藥物療法。我分別就西醫、中醫療法的同時針灸、用中藥的合併治療模式做說明。

　　中西藥合併治療模式，最大的不同點，在於：

　　大多的不孕刺激排卵藥，多偏屬陽，我先前提到的療法，要減少陽藥的比例，大量增加滋陰的用藥，並防止不孕症西藥使用後，產生或加重酸性、氣鬱體質的產生。

　　我往往使用清熱、涼血、瀉火等藥及加重其劑量以因應，依過去不斷修正的這種治療策略，不但沒有不孕西醫師所擔心對西醫療法的不確定影響，反而有提升西藥，用較少劑量，達到更好受孕機率的作用，減少其使用後的副作用及降低流產的比率。

　　因此我主張：初次求診不孕的婦女，可僅挑中醫先治療三個月。

如果，順利懷孕，當然很恭喜，即便沒立刻懷孕，其體質也已調整到一個更佳的狀態，當然在這同時，最好可量測基礎體溫，並做完整的西醫檢查，以備體質調整後，下一階段進入中西醫學整合療法。

　　一旦，進入這一階段，中醫藥療法，就由替代不孕西醫療法的角色，轉而為輔助不孕西醫療法的角色。中醫藥療法，就由傳統用法，轉為因應不同不孕西醫療法後的反應，而調整的療法或處方了。

　　針灸是目前科學研究證實，是中醫輔助不孕西醫療法有成效的一種療法，我主張在不孕西醫療法期間，可以全程用針灸療法，來輔助不孕西醫療法狀況包括：

◆ 協助排卵的刺激。

◆ 維持內膜的血流及理想的著床厚度。

◆ 卵巢過度刺激的緩解。

◆ 著床後的穩定。

◆ 後續的胚胎成長。

◆ 瀉抑西醫產生的陽的副作用。

◆ 代謝水分的滯留、體重的控制等。

　　任脈開始於肛門前方，沿身體前正中線，經肚臍，上腹胸，經過喉部，至下嘴唇正中點為止，是不孕症取穴最多的經絡。因為古籍《靈樞‧五音五味》記載：「任脈起于胞中，所以任者妊也，此是人之生養之本。」

　　因此任脈與婦女的月經及生殖功能有高度的相關性，想當然，是中醫用治不孕症合併有月經不規則、經前症候群、乳房脹痛、白帶、流產、膀胱頻尿、子宮下墜感等病症的主力經絡；而其中又以中極、關元、氣海、神闕、膻中、中脘為最常選用的穴道。

　　古籍《醫心方》記載：「治無子法：灸中極穴。」；《千金要方》：「婦人絕嗣不生，胞門閉塞，灸關元三十壯，報之。」；《甲乙經》：「絕子，灸臍中，令有子。」；《百證賦》道：「無子搜陰交、石關之鄉。」。

　　另外搭配的經外奇穴，有如《千金要方》曰：「婦人絕嗣不生，灸氣門穴，在關元旁三寸，各百壯。」；《針灸大成》云：「子宮：二穴，在中極兩旁各開三寸，針二寸，灸二七壯，治婦人久無子。」。

　　虛寒性體質的不孕婦女：可於平日多針補中極、氣海、關

元、或艾灸神闕等四個穴道，亦
可選配子宮等經外奇穴加強。

氣虛體質的不孕婦女：可多針灸氣海、或膻中拔罐。

脾虛、血虛體質的不孕婦女：可多針灸中脘、天樞或五柱
穴（巨闕、中脘、下脘、左
梁門、右梁門五個穴位的總
稱）。

中醫認為腎主生殖，主水，故要補腎強化生育能力，要補
水改善酸性體質，或降火氣，為常用的經絡，因此腎經穴道，
遂成為頻繁取穴的經絡。腎經的起穴湧泉，已於前文足部宜暖
的按摩章節介紹過，不再此詳述。

太溪、大鍾、水泉、復溜、筑賓、三陰交、陰谷等腎經常
選用的穴道，主治：

不孕症合併有膝蓋痠軟、下肢無力、頭痛兼齒齦腫痛、耳
鳴、月經量變少、排卵針藥刺激反應不佳者、性慾下降、房事
後易發炎或人不舒服（如需躺在床上休養，下腹悶痛不爽，有
尿意感卻排不乾淨）、倦怠卻睡不著等症及體質。

腎經在男性不孕症，佔有非常重要的治療角色，清代皇家
醫書《醫宗金鑒》指出腎經可以治療「下元諸虛，精冷無子」，

而且最好的方法就是艾灸，草藥薰，這樣等於直接給腎溫補；其次還可以拔罐加強。

　　還有一個不受時間地點限制簡便的方法，就是兩手速搓熱，然後掌心立刻貼在腎俞上面，感覺不到熱時再重複 3–5 次，對於女性不孕及男性精蟲稀少、活動力不足及早洩等是很好的療法。

　　男子不孕，也可自行於家中用隔物灸法，如《醫學綱目》用隔鹽灸治療男子不育證：「治男子無子者，用熱艾一團，用鹽填臍滿，卻於鹽上隨鹽大小做艾丸灸之，如痛，即換鹽，直灸至艾盡為度，如一日灸不盡，二日三日灸之，曾效。」

　　隔鹽灸肚臍，可增加施熱面積，又可避免灼傷皮膚，故為古醫家所常使用，無論男女不孕，使用這個方法，灸要做到：「或自上而下，自下而上，一身熱透，患人必倦沉如醉，灸至五六十壯，遍身大汗。」才有很好的療效，當然，有時限於時間及灸煙太大的味道問題，我覺得，做到肚子裡感覺暖暖的舒服感，或腸子蠕動加快，甚至於發出腸蠕動的聲音來，也就有了療效，兩相比較，坊間的灸臍及耳灸，猶如兒戲。

選穴

　　腎俞的位置就在命門穴旁開四指的地方，命門穴是督脈的穴位，脊柱上面和肚臍對應的位置。

雖然，就中醫的病理機轉，與任脈、腎經以外，最密切的選穴，還有肝經和脾經兩陰經，由於沒有如任脈、腎經的重要，且常為搭配選用穴，只於列表中部分呈現，不再詳述。但需由嫻熟我於前文說明的不孕病理機轉的中醫師，才容易達到最佳的療效。

膀胱經，我一定要點出來，從字意，表面上，膀胱應與生殖或不孕，沒有直接的關係，但從膀胱經的循行，緊夾著整條的脊椎，而從現代醫學的神經解剖來看，會有腰叢及薦叢神經由腰、薦椎分布到相關的大腿、下肢的軀體及骨盆內如卵巢、子宮、輸卵管、膀胱等器官，這些分支出去的交感神經及副交感神經，支配影響骨盆腔內生殖器的活動。

將這些觀念，結合於中醫針灸的運用上，遂使我與傳統多用腎、脾、肝各經的取穴作法不同，膀胱經的選穴，與任脈一樣重要，而且在療程中，一定會都同時併用的包括：，腎俞、氣海俞、關元俞、小腸俞、白環俞、八髎（指：上髎、次髎、中髎、下髎四個穴位，兩邊對稱共八髎）等為常選用的穴道。與任脈一陰一陽相搭配，快速而有效的改變骨盆臟器的氣血通暢。

膀胱經還有一點重要的選配意義，那就是有睡眠障礙體質的不孕婦女，或嚴重氣鬱體質、情志問題的不孕婦女，膀胱經相關穴及其分行，就非常的重要，有：三焦俞、胃俞、肝俞、魂門、神堂、意舍、肺俞、魄戶等為常選用的穴道。

不孕針灸常用的治療取穴

選任督脈、腎經、脾經、胃經的經穴為主：

◆ 頭頂：百會。（兩耳尖直上，頭頂正中處）

◆ 下腹部：神闕、關元、氣海、四滿、子宮、歸來、水道、中極、大赫、

◆ 下肢內側：三陰交。

◆ 下肢外側：足三里、豐隆。

◆ 上背部：大椎、魄戶、肺俞、神堂、魂門、肝俞、意舍。

◆ 下背部：三焦俞、腎俞、氣海俞、關元俞、小腸俞、八髎、白環俞。

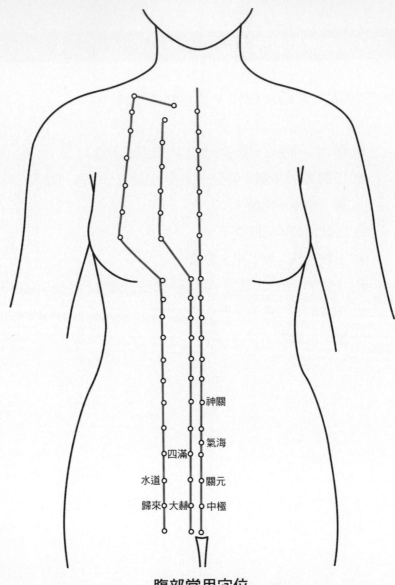

神闕

氣海

四滿

水道　　關元

歸來　大赫　中極

腹部常用穴位

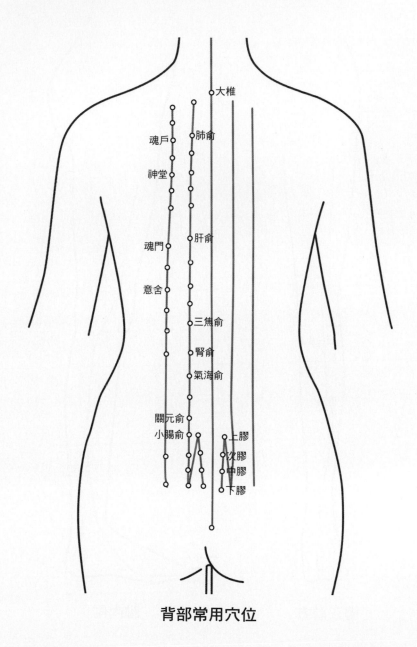

大椎

肺俞

魂戶

神堂

肝俞

魂門

意舍

三焦俞

腎俞

氣海俞

關元俞

小腸俞

上髎

次髎

中髎

下髎

背部常用穴位

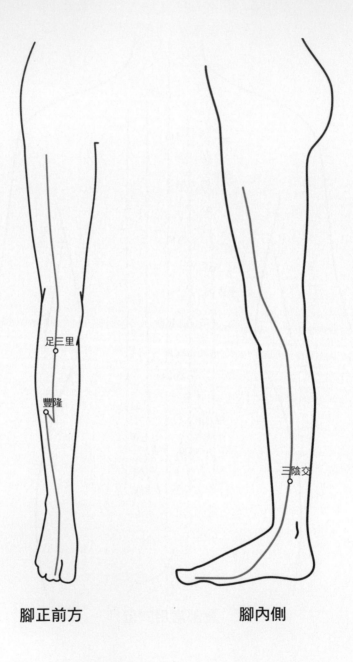

足三里

豐隆

三陰交

腳正前方　　　　　腳內側

臨症穴位加減：

◆ 肝氣鬱結者加合谷、太沖。

◆ 寒凝血瘀者加膈俞穴，並增加艾灸時間 20~30 分鐘。

◆ 氣血不足者加血海、膈俞。

◆ 腎氣虧虛者加太溪，並對腰穴加灸時間 20~30 分鐘，延長留針時間。

◆ 氣滯血瘀者配血海、肝俞。

◆ 下焦濕熱者配陽陵泉、次髎。

◆ 排卵障礙者有痰濕現象者配水道、足三里、太溪、血海、脾俞。

◆ 月經先期：太沖；太溪。

◆ 月經後期：血海、歸來。

◆ 月經紊亂：腎俞、脾俞。

◆ 痛經：次髎、血海、地機。

◆ 月經不規則：合谷、足三里。

◆ 用普通艾條灸至陰、足三里、關元、子宮穴。

◆ 常用配穴商丘、陰交、水道、湧泉、然谷、照海。

針灸配合耳穴貼壓：

耳穴選穴取 ——

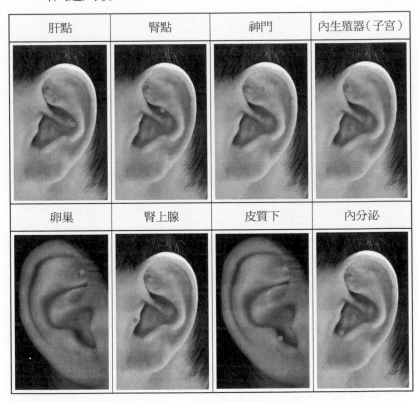

肝點	腎點	神門	內生殖器（子宮）
卵巢	腎上腺	皮質下	內分泌

　　怕痛的不孕婦女，可用王不留行子（一種小而堅硬的種子）進行耳穴貼壓，每日按壓 3~5 次，每次 5~10 分鐘，雙耳交替，7 日換貼 1 次。

針灸注意事項：

◆ 關元、氣海、子宮、三陰交、腎俞、太溪用補法，百會、豐隆、歸來、水道、大椎用平補平瀉手法。

◆ 隔日在家中用艾條溫和灸百會、關元、神闕穴（月經期間停灸）。

◆ 10~15 天為一個療程，療程間可休息 3~5 天（月經來時）。

◆ 治療於每個月經排卵期前多針，排卵期後多灸、減少針的穴位。

◆ 灸至局部皮膚起紅暈為度，每次灸約需 30~40 分鐘，從月經乾淨後開始灸至下次月經來潮為止，每天 1~2 次。

◆ 艾灸以通陽，以溫陽袪寒，以補虛散瘀取穴，一般，需溫補時，可同時灸氣海、關元、中極及腎俞，而且劑量要大。所謂治不孕，灸關元「七壯至百壯、或三百壯」，如《灸法秘傳》：「女子不孕，當灸中極為要」；對於血寒體質的不孕婦女，《類經圖翼》記載：「神闕，婦人血冷不受胎者，灸此永不脫胎。」有時劑量不夠大，效果則大打折扣。

針或灸治療不孕症療法：

◈ 針灸配合耳穴貼壓治療：

每日按壓 3~5 次，每次 5~10 分鐘，雙耳交替，3 日換貼 1 次或隔日換 1 次。

選穴取：肝、腎、神門、內生殖器（子宮）、卵巢、腎上腺、皮質下、內分泌。

◈ 針灸療法：

從月經周期的第 3 天開始治療，每週針 3 次。

每次選 6~8 穴，其中神闕穴只灸不針。

建議不孕婦女在家中可自行用艾條灸以下穴位，每個穴位約灸 3 分鐘。

(1) 排卵後停針或減少針的穴位：

主穴：關元、中極、子宮、神闕、三陰交、次髎、命門、百會。

配穴：月經先期：太衝；太溪。

(2) 月經後期：血海、歸來。

(3) 月經紊亂：腎俞、脾俞。

(4) 痛經：次髎、地機。

(5) 經閉：合谷、足三里。

(6) 腎虛加太溪、腎俞。

(7) 肝鬱加合谷。

(8) 氣血虧虛加血海、膈俞、脾俞、水道、足三里。

◆ 艾灸療法：

用普通艾條灸，灸至局部皮膚起紅暈為度，每次灸約需30~40分鐘，從月經乾淨後開始灸至下次月經來潮為止，每天1次。

穴選：足三里、關元、子宮穴、神闕和湧泉。

◆ 多囊卵巢不孕症療法：

每次針灸選1組穴，配合耳穴及艾灸療法。

選任督脈、腎經、脾經、胃經的經穴為主：

一組穴為：百會、關元、氣海、子宮、歸來、水道、三陰交、豐隆。

另一組穴為：大椎、肝俞、腎俞、氣海俞、太溪。

療法會隨各個不孕症婦女的當下狀況，門診時再分別給予修正，不過萬法不離其宗，二十多年的中西醫治病心得如此，簡述如上。

常有不孕治癒生子的婦女回來門診，說：「賴主任，您又多了很多新的做法喔？」

沒錯，只要還有醫不好的不孕婦女，我的不孕療法就還會再變下去。每一次的體悟，都是一次淬煉，都有今是昨非的感覺，不孕的整合治療，對我而言，是一種接近藝術的感覺，無

法完全用醫療全然概括。

　　所以，這種在股掌雕琢的過程，絕對是與醫者的知識、技術、修為、領悟等，完全是融在一起的。有時，對親近認真的學生，也只能用意傳、心傳，恐怕文字也無法貼切，表達那個意境。

　　但有一個心願，希望所有有心要追求更高受孕率的不孕症西醫專家們，能全面的與中醫師共同合作，至少，先從西醫療法加針灸療法開始。深信不孕婦女會是第一個受惠者，漸漸的，這種心傳的感覺，才能更細緻的成為一個可以教授的學問。

不孕症婦女看診前，所應準備的基本資料

一、基本資料				
身高：　公分	體重：　公斤	BMI：		初經：　歲
月經天數：	月經週期：	經血顏色： □ 1. 鮮紅　　□ 2. 褐色　　□ 3. 暗色　　□ 4. 其他____		
二、妊娠史				
結婚日期：　年　月		開始想懷孕至今，歷時多久？　　年　　月		
懷孕次數：	生產次數：	□活產：足月__次，不足月__次。 □死產：足月__次，不足月__次。		
流產次數：	□自然流產__次；□人工流產__次，施行方式：□手術__次，□藥物__次			

	□ 1. 胎兒發育異常：如染色體及基因的異常。
	□ 2. 母體疾病傳染：如傳染病及內分泌異常等，還有像是弓漿蟲、披衣 　　　菌、梅毒等。
	□ 3. 母體本身患有慢性衰弱性疾病，如結核病與癌症等。
流產原因	□ 4. 內分泌缺陷。
	□ 5. 生殖器官異常，如子宮畸形與子宮頸閉鎖不全。
	□ 6. 免疫系統異常。
	□ 7. 心理及身體的傷害等。
	□ 8. 其他：＿＿＿＿＿＿＿＿＿＿＿＿＿＿＿＿＿＿＿＿＿＿＿

三、性生活

□ 1. 沒有　□ 2. 很少　□ 3. 兩三個月一次　□ 4. 一個月兩三次　□ 5. 一個禮拜一次
□ 6. 一個禮拜兩次以上　□ 7. 幾乎每天

四、月經

最後一次月經是：＿＿＿年＿＿＿月＿＿＿日
最後二次月經是：＿＿＿年＿＿＿月＿＿＿日

五、月經疼痛

何時開始從月經前(　)天　月經來(　)天　月經後(　)天
疼痛持續多久：至月經前(　)天　月經來第(　)天　月經後(　)天
經痛狀況：□拒按　□喜按　□用溫熱敷則疼痛減輕
經痛部位：□小腹　□少腹　□腰　□乳房　□胃　□頭

六、月經形態：

月　經　量：□現在比以前少　□現在比以前多　□與以前相比沒太大變化
　　　　　　□目前處於停經狀態
月經週期：□現在比以前短　□現在比以前長　□現在比以前變不規則
　　　　　□與以前相比沒太大變化　□月經中期或排卵期有咖啡色或紅色分泌物
月經週期：□現在比以前短　□現在比以前長　□現在比以前變不規則
　　　　　□與以前相比沒太大變化　□月經中期或排卵期有咖啡色或紅色分泌物
經前症狀：□下巴長青春痘　□額頭長青春痘　□乳房脹痛　□脾氣暴躁
　　　　　□情緒低落　□容易感冒　□容易發燒或喉嚨痛　□體重增加
　　　　　□下肢水腫　□容易嘴巴，舌頭破(口瘡)　□頭痛　□腰痠或麻

七、是否做過內分泌、超音波等檢查？□是　□否　□無異常發現

FSH 太高：□是　□否

泌乳激素太高：□是　□否

免疫抗體異常：□是　□否　請描述：＿＿＿＿＿＿＿＿＿＿

子宮內膜異位：□輕　□中　□重　請描述：＿＿＿＿＿＿＿＿

子宮肌瘤：□是　□否

多囊性卵巢：□是　□否

其他：＿＿＿＿＿＿＿＿＿＿＿＿＿＿＿＿＿＿＿＿＿＿＿＿

八、人工受孕

是否做過人工受孕：□是　□否

人工受孕共＿＿＿次

第 一 次：＿＿年＿＿月＿＿日　醫院、醫師：＿＿＿＿＿＿＿＿

第 二 次：＿＿年＿＿月＿＿日　醫院、醫師：＿＿＿＿＿＿＿＿

最近一次：＿＿年＿＿月＿＿日　醫院、醫師：＿＿＿＿＿＿＿＿

結果：□全部失敗　□曾萎縮卵　□曾胎兒無心跳　□曾子宮外孕

九、試管嬰兒

是否做過試管嬰兒？□是　□否

試管嬰兒共＿＿＿次

第 一 次：＿＿年＿＿月＿＿日　醫院、醫師：＿＿＿＿＿＿＿＿

第 二 次：＿＿年＿＿月＿＿日　醫院、醫師：＿＿＿＿＿＿＿＿

最近一次：＿＿年＿＿月＿＿日　醫院、醫師：＿＿＿＿＿＿＿＿

結果：□全部失敗　□曾萎縮卵　□曾胎兒無心跳　□曾子宮外孕

十、試管嬰兒的反應（最近一次或幾次的反應）

一般劑量：□卵泡反應佳，內膜厚度佳　□`卵泡反應佳，內膜厚度欠佳
　　　　　□卵泡反應不佳

大 劑 量：□卵泡反應佳，內膜厚度佳　□卵泡反應佳，內膜厚度欠佳
　　　　　□卵泡反應不佳

月 經 量：□變少　□變多　□沒變化　□停經

月經週期：□變短　□變長　□變不規則　□沒變化

※BMI＝體重 kg／（身高 m× 身高 m）

中醫師常會問的問題

◈ 會比較怕冷？而且手腳冰冷嗎？

□不會。

□偶爾冰冷，無大礙。

□偶爾冰冷，簡單活動一下就好。

□整天都怕冷，最好穿衣襪及熱飲料可暫解。

□整天都怕冷，連夏天也要穿衣襪或蓋棉被。

◈ 手心與腳心容易發熱嗎？

□沒有

□輕微

□中等程度

□嚴重

□非常嚴重

◈ 有耳鳴的情形嗎？

□沒有。

□輕微。

□中等程度。

□嚴重。

□非常嚴重。

◈ **常有眼乾的情形嗎？**
　　□沒有。
　　□輕微。
　　□中等程度。
　　□嚴重。
　　□非常嚴重。

◈ **常感覺頭暈目眩嗎？**
　　□沒有。
　　□輕微。
　　□中等程度。
　　□嚴重。
　　□非常嚴重。

◈ 常感覺腰痠腰痛嗎？
　　□沒有。
　　□輕微。
　　□中等程度。
　　□嚴重。
　　□非常嚴重。

◈ 常感覺胸悶嗎？

　　□沒有。

　　□輕微。

　　□中等程度。

　　□嚴重。

　　□非常嚴重。

◈ 有胃痛或脅肋悶痛的情況嗎？

　　（註：脅肋：為兩側胸部處，指腋部以下至第十二肋骨部
分的統稱）

　　□沒有。

　　□偶爾發生，無大礙。

　　□偶爾發生，1 小時內可緩解。

　　□每天疼痛，多於 1 小時。

　　□整天疼痛不止（或持續痛，需服止痛藥才能緩解）

◈ 吃飽飯後有腹脹的情況嗎？

　　□沒有。

　　□食後有一點腹脹，無大礙。

　　□食後腹脹，1 小時內自行緩解。

　　□食後腹脹多於 1 小時。

□整天腹脹。

◈ **請問有關節肌肉疼痛的位置在何處（可複選）？**
　　□無。
　　□頭部。
　　□頸部。
　　□腰背部。
　　□四肢關節。
　　□其他＿＿＿＿＿＿＿＿＿＿＿＿＿＿＿＿＿＿＿＿

◈ **有乳房脹痛的情形嗎？**
　　□沒有。
　　□輕微。
　　□中等程度。
　　□嚴重。
　　□非常嚴重。

◈ **睡醒時上半身有腫脹的情形嗎？**
　　□沒有。
　　□輕微。
　　□中等程度。
　　□嚴重。

□非常嚴重。

◆ 有下肢腫脹的情形嗎？

　　□沒有。

　　□輕微（指壓時皮膚微陷但可馬上恢復平整）。

　　□中等程度（指壓時皮膚微陷但無法馬上恢復平整）。

　　□嚴重（指壓時皮膚凹陷且指頭陷入皮膚 1/2）。

　　□非常嚴重（指壓時皮膚極度凹陷且指頭完全陷入皮膚）。

◆ 容易手腳麻木嗎？

　　□沒有。

　　□輕微。

　　□中等程度。

　　□嚴重。

　　□非常嚴重。

◆ 有腹瀉的情形嗎？

　　□完全沒有。

　　□軟便，不成形。

　　□軟便或稍爛，成堆不成形，2–3 次。

　　□不成堆不成型，2–3 次／日

　　□不成堆不成型，4–5 次／日

◈ 請勾選出符合妳的糞便的形態（可複選）？

　　□成形。

　　□糊便。

　　□稀便。

　　□似羊便（一顆一顆的）。

　　□先硬後軟。

　　□便秘。

　　□多屎氣。

　　□可看到食物殘渣。

◈ 小便狀況（可複選）？

　　□白天常覺尿頻。

　　□小便時會疼痛。

　　□夜間需起床小便。

第四章
一定要做的體重管理

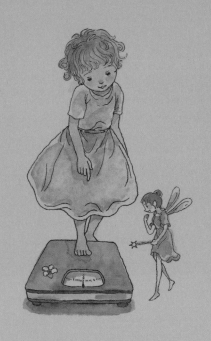

不容易瘦下去的肥胖，不孕婦女一定要加以重視！

　　它是內分泌已經紊亂的外在表現，是代謝慢下來的現象，是身體在堆積廢料垃圾的開始，也是預告後半輩子的健康狀態。

　　這是現代醫學研究的成果，也是預測疾病預後能力的一種，我個人將中西醫兩種預測疾病走向的知識結合在一起後，在行醫上，能有更準確的預測能力，這也使得在照護病患的過程中，心中更篤定，更踏實：中西醫結合在一起，才是治療不孕最佳的行醫模式！

一定要做的體重管理策略

　　造成肥胖的原因，就是攝取的熱量，大於消耗的熱量，當攝食超過所需的熱量，累積到 7700 大卡時，就會形成 1 公斤揮之不去的贅肉脂肪。

　　因此，達到瘦身的目的，就是每天攝取的熱量要低於消耗的熱量，這是少吃觀念的由來。但因為很多肥胖的不孕婦女都不喜歡動，所以乾脆以不吃，企圖來讓「熱量負平衡」，進而達到體重控制的目的，實際上這是誤解，或誤用了「少吃多動健康瘦身」的作法！

　　壓抑著食慾不吃其實滿辛苦的，除了可能多吃零食，反而更糟糕外，容易營養不均衡，有免疫力下降等副作用，另外，身體因為察覺到禁食的現象，開始代謝率下降，以保護身體，於是乎體重更不容易控制。

　　正確的說法，應該是少吃高熱量、低營養成分的食物；增加吃低熱量、高營養成分好的食物次數，因為吃高營養成分的食物，身體容易有飽足感，比較不容易餓。每次進食身體都需要消耗能量去消化吸收，由於低熱量，因此，我常鼓勵這種又能吃，又可達到「熱量負平衡」的作法。

體重管理策略

雖然營養學有些膳食安排的建議，但從中醫治肥胖型不孕婦女的角度，也不是照單全收的，而且在烹調搭配，會依其寒熱屬性，也有一些特別的作法。比方說：

食物同樣要吃肉類，則水生動物熱量，低於其他肉類。

若要吃魚，則取鱗片種類的魚為佳，魚類不建議多吃，因為古籍記載：「蓋諸魚在水無一息之停，發風動疾。」意思是說，很多魚在水中都是不停的游，這種一直動的特性屬風，善行數變，故容易引發人身上與風有關的疾病。

那什麼是與風有關的疾病呢？中醫歸類風屬木，木屬肝，表示容易加重肝氣鬱結體質的疾病、或酸性體質的不孕婦女，也不宜多吃。中醫認為風與過敏性疾病，如過敏性鼻炎、過敏性結膜炎、蕁麻疹、異位性皮膚炎、及免疫的疾病有關。所以即便是水生動物熱量雖低，有免疫疾病反應的不孕婦女，是不適合吃的。

那麼有那些低熱量的水生動物，對不孕婦女，是特別有幫助，又可以瘦身呢？

水產類：

蝦：

不孕夫妻，可鼓勵多喝蝦湯，在《綱目拾遺》中記載：「蝦可補腎興陽」，意思是有強化性能力的作用，對於性慾不足或下降的婦女或陽痿、早泄的先生，都是很好的食材。蝦可以吐風痰，補胃氣，對於濕性體質的肥胖不孕婦女，尤其合適。

如果在用餐開始，就吃幾隻蝦子，就有不錯的飽足感，不過，腸胃吸收功能不好的人，及吃蝦會過敏的人，不適合食用。建議不要太頻繁吃，因為蝦可興陽，吃多了，會有上火氣的機會。

◆ 吃蝦，宜於排卵期前 3 天至排卵期間食用即可，若黃體不足或基礎體溫高溫不夠高或不夠長，皆可搭配其他滋陰及開胃的食材，一起燉食，風味佳且具療效。

墨魚：

墨魚在古籍《本經》中記載：「女子赤白漏下，經汁血閉，陰蝕腫痛，寒熱症瘕，無子。」意思是指烏賊對於有反覆性白帶，或月經量變少，甚至於提早停經的多囊性卵巢不孕及卵巢早期衰竭，外陰常容易瘙癢腫痛及不孕，是很好的食材。

◆ 烏賊可以治厥陰血分疾病，肝氣鬱結、酸性體質的不孕

婦女適合多吃。

在月經前有抵抗力下降、情緒低落症候群的朋友，適合於月經前一個星期至月經來期間食用。

海蜇：

海蜇又稱水母，《拾遺》記載可治：「婦人勞損，積血帶下。」，對於因為工作壓力過大，常感到疲倦的婦女們，由於海蜇可以清熱消痰，行瘀化積，開胃潤腸，是很合適多囊性卵巢不孕肥胖婦女的體重控制。

◈ 容易掉頭髮、圓禿等症狀、有反覆性白帶、或子宮內膜異位症的不孕婦女適合多吃。

鮑魚：

鮑魚是大家熟知的美味，在中醫古籍中也視為上品，對於子宮內膜增生，月經滴滴答答不停的不孕婦女，有治療效果，煮濃汁喝。

◈ 有助於月經量變少的多囊性卵巢不孕及卵巢早期衰竭等病症的恢復。

魚鰾：

魚鰾，《本草新編》記載：「可補精益血」，古代常與蛤粉製成鰾膠，再混合沙苑蒺藜製丸，名為「聚精丸」，為一種固精的

藥丸，而且沒有吃蝦消化不好或過敏的問題，不過，熱量就比其他的水生動物高得多了。

◆ 對於性慾下降，或房事時乾澀疼痛，或一房事後，就容易陰道感染，或疲倦腰痠，常需躺一至二天才能恢復的不孕婦女，是很好的食材。

海參：

據《本草綱目拾遺》中記載：「海參，味甘鹹，補腎，益精髓，攝小便，壯陽療痿，其性溫補，足敵人參，故名海參。」，現代研究顯示，海參具有提高記憶力、延緩性腺衰老、防止動脈硬化、糖尿病以及抗腫瘤等作用。

文蛤：

文蛤能利小便，化痰軟堅。

白鱔：

白鱔有補虛損的功效。

◆ 文蛤與白鱔，皆為適合痰濕型、酸性體質、多囊性卵巢、外陰常容易瘙癢腫痛的不孕婦女多吃。

陸生類：

禽類：

陸生動物，營養學告訴我們：

飛禽比家禽熱量低。

瘦肉（如里脊）比肥肉（如五花）熱量低。

同是奶製品，脫脂奶比全脂奶熱量低。

話雖如此，中醫在治肥胖型不孕婦女，有更細緻的分類，道理也不盡相同，如我在前面提到的雞也很合適的不孕補品。的確，在肉類飛禽、家禽是屬於熱量較低的，但我不建議吃太多肉，吃肉只是為了有飽足感，重點在於提煉出來濃縮的湯。

無論不孕婦女是否肥胖，就調理體質而言，反而可以提高代謝率，有助於大部分虛性肥胖不孕婦女的體重控制。

奶類：

至於，羊、牛奶，《本草綱目》記載，牛奶能「治反胃熱臟，補益勞損，潤大腸，治氣痢，除黃疸，老人煮粥甚宜。」看來是不錯的保養飲品，對於有卵巢早期衰竭的不孕婦女合適，不過要注意，古籍指的是煮沸飲，或煮粥食。

我建議，最好是兩頓餐之間飲用，且每次量不要太多。這

有兩個用意：一為有飽足感，可以減少下一頓的食量，一為身體需要提高代謝去消化吸收，也有消耗能量的好處。

《重慶堂隨筆》記載：「牛乳滋潤補液，宜於血少無痰之症，性溫而膩，若有痰火者，反能助痰滯膈而增病也。」這便指出對血虛體質的不孕婦女合適，但我看偏虛、偏弱的的不孕婦女，腸胃機能不好，往往好處沒得到，反倒是牛奶的滋膩，導致脾胃更虛寒而容易脹氣拉肚子。

由於接觸到過敏性體質的不孕婦女很多，我認為有潛在免疫問題，而導致不易懷孕、早期流產等的不孕婦女體質，比想像中多得多，這些皆偏屬於「熱性」體質，喝牛奶容易產生濕痰及酸性體質，讓免疫導致不易懷孕、早期流產的體質變不容易調理。

如果已經是肥胖型不孕婦女，基本上，已有濕、痰的體質，應該要禁止喝牛奶的！不然，不容易體重控制；門診中，會遇到比較「牛」的不孕婦女，她一定要你說清楚道理，為何禁止她最愛的牛奶或水果，甚至不搞個清楚明白便賴著不走。

我實際上，沒有正確答案，以後可能會證實我是錯的，但以現階段我的經驗，我的判斷，以及看來還不錯的照護結果，提供這類不孕體質婦女，一個參考吧！

中藥方劑：

　　至於中藥方劑方面，有些通用體重控制方劑，如：二陳湯、滌痰湯、防風通聖散等加減。

　　常用的中藥有：石菖蒲、制半夏、蒼朮、香附、神麴、茯苓、陳皮、茶葉、麻黃、白芥子、牡蠣等或生地、丹皮、萆薢、淫羊藿、車前子、黃柏、石菖蒲、菟絲子、澤瀉等。

導致肥胖體質的原因

並非肥胖型體質都會不孕，這篇就把肥胖型體質，以「疾病導致的」及「藥物導致的」二類分別說明。

多囊性卵巢

疾病導致的肥胖型不孕，門診最常見的要屬多囊性卵巢。

多囊性卵巢的不孕婦女，是罹患或是得到動脈硬化疾病、高血壓、和心肌梗塞的高危險群。也難怪現今的研究顯示：心臟血管的疾病，是多囊性卵巢婦女，未來最主要的死亡原因。

隨著年紀的增長，每年無排卵性月經週期的次數，逐漸增加；抑或有時工作、課業太過繁重的壓力。這都是造成或增加發生多囊性卵巢的機會，於是乎，不容易瘦下來的肥胖及不孕，便接踵著而來。

在第一章，我已說明了，不孕，不過是多囊性卵巢影響身體正常運作失衡的結果之一，還有很多沒有治療的長期併發症，如研究顯示：多囊性卵巢婦女，有較高的葡萄糖耐受不良，而肥胖的婦女，有更高的風險，之後會進一步發展為第 2 型糖尿病。

多囊性卵巢婦女常有的臨床表徵，如肥胖、高雄性素血症和高胰島素血症，會有較高的風險得到血脂肪異常，包括三酸甘油脂升高、總和低密度的脂蛋白（TDL、LDL）升高，高密度的脂蛋白（HDL）減少。

實際上，中醫古籍並沒有「多囊性卵巢」這個名辭，現代中醫師依臨床表徵，將它歸納分類屬於中醫「癥瘕」的範疇，並以臨床表現與中醫的「月經後期」、「月經過少」、「閉經」、「不孕」等病症，為治療的指導原則。

先賢《丹溪心法》中說：「若是肥盛婦人，稟受甚厚，恣於酒食，經水不調，不能成胎，謂之軀脂滿溢，閉塞子宮。」是非常貼近多囊性卵巢症候群肥胖不孕的描述。傳統中醫學認為：多囊性卵巢症候群的發生，主要是由於肝脾腎功能失調，痰濕瘀血阻滯胞脈所致，其中與腎的關係最為密切。

腎主生殖，為月經之本，月經全借腎水施化。

腎氣盛：月經如期而至，經調則方能受孕。

腎氣虛：陽氣不足，命門火衰，不能化氣行水，水濕凝聚，
　　　　或腎虛脾失溫煦，健運失職，水濕不運，聚濕生
　　　　痰，痰濕阻滯胞官，衝任不通，經血不行，則月
　　　　經後期，量少，閉經；不能攝精成孕，則不孕。

或肝鬱化火，煎熬津液，煉液成痰，痰濕瘀血互結胞中。或肝旺乘脾，脾失健運，蘊濕成痰，阻於胞中，衝任受阻，二脈不能相資亦可導致閉經、不孕。因此，傳統中醫治療以補腎

為主，活血化瘀，健脾祛濕，行氣化痰為輔，亦可配合針灸促進排卵，以期恢復正常的月經。

我曾依循傳統中醫推理治療，或有效，或無效，調理時間，往往超過半年以上。後來將前文現代醫學的知識結合進來，發現，雄性素過高的表現，例如多毛症 hirsutism，青春痘（痤瘡 acne）很多等，與高胰島素血症，會有月經稀少（oligomenorrhea）、肥胖、無排卵性不孕症（anovulatory infertility），也會有動脈血管硬化、高血壓等心臟血管疾病等「熱象」或「陽旺」的異常需列入治療考慮。

這種「熱象」或「陽旺」，並非肝鬱化火所致，是心及肺的臟腑病變。雖然病理機轉與肝鬱化火，都有陰虛燥熱，但多囊性卵巢症候群需考量肺、胃陰虛，與大部分不孕多鎖定在腎、肝陰虛不同。

所產生的燥熱，就需要有不同的切入治療角度，心主火、肺主氣，後續的氣陰兩虛、心腎不交、以至於肺腎兩虛等，是我看到主要貢獻的病理變化。加上常見的肝脾腎功能失調背景因素，所需治療的痰濕瘀血阻滯胞脈，就非常的複雜。

不過用中西醫病理機轉，結合所導出的治療策略，明顯的提高了治療後的成效，這是我用中西醫整合概念，所看到提升個人治療能力的好處。我建議先單用中醫療法，如：針灸、中藥、藥薰等，治療 1 到 3 個月，光如此，就已治癒不少多囊性卵巢不孕症，尤其是體重同時有下降的不孕症，成功率將大大

提升。

這代表中醫療法不僅處理了內分泌的紊亂，也帶動了整個身體的氣血循環。

如果，三個月內無法將月經調規則，應立刻轉為中西醫整合療法，中醫療法不太因為使用西醫抑陽藥，而有所改變。同樣針對心火太旺，肺金受剋太燥等概念用藥，只是加上了西醫抑陽藥後，使得中藥的滋陰潤肺、清心瀉火的效果更好，而也同時協助減少西醫抑陽藥所產生肝腎陰虛的副作用。

多囊性卵巢不孕肥胖婦女，一定要把握好這段中西醫整合療法，因為常用的西藥有利尿劑，容易讓身體瘦一些；降血糖藥，又容易讓人胃口不好。雖然，不是最理想的體重控制方法，但至少已經讓不容易瘦的身體有初步的改變。

此時若能再加上中藥，加強代謝的功效及生活健康行為的調適，就有極大的機會改變肥胖的體質，進而懷孕。這個階段，我常緊盯著體重及小腹鬆軟的贅肉，因為，它間接代表代謝在恢復旺盛中，是身體廢料垃圾在排出的訊息，是胞脈痰濕瘀血開始通暢的過程。

若再 3–4 個月的療程，月經仍不規則或未受孕，則對於年齡超過 38 歲的不孕婦女來說，接受人工受孕，或試管嬰兒的機率增加。不過因為前面半年的中醫療法，或中西醫整合療法，

將比沒有調理過的多囊性卵巢不孕肥胖婦女,要來得容易受孕成功;減少發生流產、死胎、或卵巢過度刺激、腹水、呼吸窘迫等不利懷孕的後遺症。

就我臨床多囊性卵巢不孕肥胖的使用藥物,依功用將之分類:

◆ 清熱藥:生地、黃芩、黃連、丹皮、黃柏、地骨皮、元參、梔子、敗醬草、夏枯草、知母。

◆ 補陰藥:龜甲炙、麥冬、沙參、枸杞、鱉甲炙、石斛、乾桑葉、龜板膠、女貞子、旱蓮草、天冬、玉竹、沙參。

◆ 涼血藥:側柏葉、藕節、生地、槐花。

◆ 收澀藥:山茱萸、五味子、龍骨、烏賊骨。

◆ 補血藥:熟地、當歸、白芍、枸杞、阿膠。

◆ 補陽藥:杜仲、鹿角膠、川續斷、肉蓯蓉。

◆ 活血化瘀藥:益母草、川芎、牛膝、三七根、蒲黃、五靈脂、紅花、桃仁、丹參、延胡、赤芍、當歸尾。

◆ 補氣藥:甘草、山藥、人參、大棗、白朮、黃耆、黨參。

◆ 理氣藥:陳皮、香附、青皮、木香、枳實。

◆ 解表藥:柴胡、荊芥、薄荷、防風。

◆ 利水滲濕藥:茯苓、車前子、澤瀉、薏仁。

◆ 安神藥:酸棗仁、茯神、遠志。

◈ 芳香化濕藥：砂仁、蒼朮。

◈ 平肝息風藥：牡蠣。

◈ 消食藥：神麴。

◈ 瀉下藥：大黃。

我曾描述多囊性卵巢像白化的珊瑚，是水域暖化的結果，治療上常用清熱解毒藥，期望降低暖化的水域，軟化如結疤的白色卵巢表層，讓一群努力工作的小卵泡，不會悶在小小的空間，而有出人頭地，衝到腹腔中，去尋求受孕的機會。

如《景岳全書》所言：「痰即人之津液，無非水穀之所化。此痰也即化之物，而非不化之屬也。但化得其正，則形體強，營衛充，而痰涎本血氣，若化失其正，則臟腑病，津液敗，而血氣即成痰涎。」

我深刻體驗到這段話的內涵，調整了傳統療法的觀念，結合現代醫學的策略，只要做法對了，多囊性卵巢肥胖的不孕，不是治不了的病，是可以懷孕及體重控制兼得的，但別忘了，不利健康的行為仍是最大的致命傷，自我約束管理健康行為，加上恆心毅力，不見得會要用到昂貴試管嬰兒的地步。

多囊性卵巢不孕的食療：

多囊性卵巢不孕的食物，有些特別之處，在此提醒，是很講究飲食均衡的。

中醫古籍《黃帝內經》記載：「五穀為養，五果為助，五畜為益，五菜為充，氣味合而服之，以補精益氣。」其中五穀指的是：粳米、小豆、麥、大豆、黃黍。

民間所說的五穀雜糧，一般是指「稻、黍、稷、麥、菽」。稻指的是稻米、糙米；黍指的是玉米；稷指的是小米；麥指的是大麥、小麥、蕎麥、燕麥等麥類；菽指的就是一般豆類，例如大豆、綠豆、紅豆等；雜糧指的是除了水稻、小麥以外的雜食，例如核桃、薏仁、南瓜子等。

這些五穀雜糧都富含維生素 B 群、礦物質和膳食纖維，有利於生理功能的調節和新陳代謝。如燕麥、蕎麥、玉米有降脂降壓，清熱通便，防治代謝性疾病等食養食療作用。搭配冬瓜、白蘿蔔、菠菜、香菇、黃瓜、韭菜、黑木耳、海帶、豆腐、酸奶等可增加飽足感低熱量的食材，非常適合痰濕型、酸性體質、多囊性卵巢、外陰常容易瘙癢腫痛的不孕婦女多吃。

稻米為五穀之首，需要特別一提，《本草食鑑》記載：「米飯，性甘溫、宜煮飯食、益血生津、補中養氣、填髓充飢、健脾養胃、調和五臟，不可一日或缺。」但，對要控制體重的不孕婦女要注意攝取量，我主張要吃米，吃糙米，不要吃白米，晚餐要量少。

若是多囊性卵巢不孕婦女，則糖份、澱粉的攝取，尤其要

減量。

我建議晚上如果沒有工作，晚餐就只吃肉類和蔬菜即可；黃豆，是我推薦不孕各類體質，很合適的飲品或食材，黃豆所含的蛋白質約為 35%，相較於其他植物，黃豆蛋白質含有完整的必需胺基酸，也有豐富的脂質、纖維、維生素、礦物質、皂素、黃酮素、胰蛋白酶抑制劑、植物固醇等，黃豆飲食對於預防肥胖或控制體重有顯著的效果。

黃豆作用機轉，除 豐富的膳食纖維可以提供飽食感以外，黃豆胜肽可以提高身體褐色脂肪組織（brown adipose tissue）的產熱效應（thermic response），促進脂肪組織分解代謝有關，進而 低體重，臺 醫學大學謝明哲教授的研究團隊就發現，攝取黃豆低熱 飲食可以有效 低體重、身體質 指 、體脂肪 以及腰圍，而且其體脂肪 低效果顯著高於傳統低熱 飲食。

攝取黃豆的低熱 飲食，可顯著 低血清總膽固醇，以及低密 脂蛋白膽固醇濃 有，有助於預防肥胖所引起的高脂血症，與稻米不同。我認為，是最合適多囊性卵巢不孕婦女多飲用或食用的高營養食物。

治療不孕藥物，所導致的肥胖

治療不孕藥物導致的肥胖，是不可忽視的後遺症！

隨著刺激排卵，服用荷爾蒙，或用避孕藥治療時間愈久，

體重逐次漸漸增加，怎麼節食、不吃、運動，就是瘦不下來！

不孕藥物導致的肥胖，與多囊性卵巢肥胖不孕治療一樣，跑不掉 3 個月以上，也是針灸、中藥、藥薰等多管綜合出動的療法，所不同的是不孕藥物導致的肥胖，是身體被「掏空」的虛胖。

在第三章，我們明瞭了很多不孕症用藥，會有水滯留在身體的副作用，肥胖變成很多不孕婦女心中的痛，那為什麼怎麼節食、不吃、運動，就是瘦不下來呢？

因為體質已被西藥改變了，大部分年輕婦女的體質分為兩大類：

一、是隨心所欲的吃，也不會胖的人，或是平日，愛好運動，若有不小心，稍微體重上升，只要減少食量，幾乎馬上就瘦下來；為新陳代謝速率快速的體質。

二、是必須注意減少食量，不然，就會胖起來的人，或是即使節制飲食，體重減輕的很慢，是為新陳代謝速率中等的體質。

當年紀大到更年期後，就幾乎很少有例外的發現，一般稍微吃一點，體重直線上升，即使不吃、不喝，體重就是不下來，感覺好像呼吸空氣就會胖，這就已經是新陳代謝速率緩慢的體質了。

中醫稱這種胖，為虛胖，不過好好調理，可以改善新陳代

謝速率再瘦一些，但已不太能夠回到過去婀娜多姿，水蛇腰的身材了。

西藥改變過的體質，是身體代謝速率快速的被「掏空」的虛胖，這種虛胖，有時西醫不孕療程失敗的婦女來求診，說身材像吹氣球似的，一下子，大了好幾號，曲線也消失了，希望來「排毒」，能調理改變好一些，因為也許二、三個月後，還要再做試管。

當然還希望，不能快速瘦身，也希望不要再胖下去了！經驗上，覺得要恢復瘦身的難度有一點高，因為身體不只是體質改變了，而是大腦要瘦回來的整組機制睡著了，要喚醒它，不孕婦女要覺悟：要狠下心來做運動！

沒錯，老生常談的運動，如果沒有運動到，每天滿臉通紅、汗流夾背，讓全身的微血管都打開的情形，僅靠前述中醫療法來治，需要長些時間的調理，不容易短期間內，就將分布失衡的水分，及堆積的脂肪都歸位。

當不孕婦女已經很努力做了上述功課，仍未立即見效，這時，中醫療法就要發揮它的特長了，請回憶我在第二章的養生動功，漱玉津天水及補腎呼吸功法，一坐功一站功，兩個功法用心做，每天 30 分鐘，各位會發現，全身發熱、微微出汗，增加的身體新陳代謝的效率，遠超過想像。

重要的是，這兩個功法有喚醒大腦要瘦回來的機制，大腦被喚醒了，前面的快走或慢跑的有氧運動，立刻發揮更快的瘦

身效果。別忘了，要隨時謹慎檢視不利健康的行為，因為，每一次回診，我不僅會問體重多少？我還會觸診按壓小腹及腰，光靠空腹禁食，減掉水的體重，是絲毫不會改變掛在那裡，一圈軟趴趴贅油的。

頭皮針及耳針：

中醫當然還有武器施展，是可以喚醒大腦：頭皮針及耳針，是常用的工具。

頭皮針：額部及顳部的頭皮是常取穴的區域。

耳針：有神門、口點、腦下垂點、內分泌點、交感及腎點可選用。

體針：如第三章所介紹，不少不孕婦女，很得意的甩掉七、八公斤的體重，身材回來了，原來代謝的體質也回來了。

不少個性急的不孕婦女會問：「有沒有可以再加碼的？」

當然有，溫和一些的，如全身的油壓、淋巴的指壓或按摩，有時做完當下，這類虛胖、痰濕體質婦女的腰圍、臀圍立刻小個一、二吋。雖然會再腫回來，絕對有加分效果，且有時正好工作、家庭較忙碌時，是一種懶人消脂法，雖然效率較差，但因有舒壓的效果，基本上，我還滿鼓勵的。

不過若進入西醫療程，應立刻停止，而且，盡量少用不明

成分的精油為妙。

說完溫和的，當然就有激烈的，那就是腳底按摩，我並不認同目前腳底按摩，把大家弄得哇哇叫的做法，我希望做腳底按摩，只做腳趾頭就好了，腳底的部分就不必了。做時以接近痛或微痛的程度即可，可來回多做幾次，如此一樣，會做到全身發熱冒汗。

在第三章，我分析了西藥的中醫屬性，這些過度開發身體資源刺激排卵的西藥，我稱為「陽藥」，中醫認為身體太偏陽後的體質，陰、精會不足，失衡的結果，有一點像現在的地球，從來沒乾旱過的良田，現在缺水，有些原本風和日麗的景點，竟被海嘯吞噬，或淹起大水來。

不孕婦女需要有津液潤滑的地方缺水，比如陰道酸鹼質改變，由濕潤的、清的、潤滑狀態，改變為黃、或稠、而乾澀的狀態。排卵期透明黏液減少或太稠、子宮內膜太薄、月經量變少等。

而身體的其他部位或脂肪，卻在淹大水般的膨脹起來，這類肥胖的問題，當然不是一蹴可及。還好的是，我發現這類的肥胖不孕婦女，都僅被過度開發二、三年，問題就沒有想像中那麼棘手，但如果做了十幾次試管療程的藥物刺激，又四十多歲了，則較不利於體重控制，這種情況，就以先懷孕，再治療，為先後急緩的目標。

不同於多囊性卵巢，肥胖不孕的治療以清熱為主，不孕藥

物導致的肥胖，以補為主，要補腎，補精，補膠質，要補才會瘦，中藥以滋胃、腎陰並潤肺清燥，其中需重用補陰藥打底，瀉火的療法，也是要的，只是採以輔助的搭配。

治療上常用補陰、補血藥，期望能補充缺水的狀態，並且要能持續保濕，至於身體其他部位淹大水的問題，就用利水滲濕、收澀、安神等類藥，來大禹治水吧。

就我臨床上，因不孕藥物使用而導致的肥胖的中藥療法，依功用及使用頻率排序為：

◆ 補陰藥：龜甲炙、麥冬、沙參、枸杞、鱉甲炙、石斛、乾桑葉、龜板膠、女貞子、旱蓮草、天冬、玉竹、沙參。

◆ 補血藥：熟地、當歸、白芍、枸杞、阿膠。

◆ 利水滲濕藥：茯苓、車前子、澤瀉、薏仁。

◆ 收澀藥：山茱萸、五味子、龍骨、烏賊骨、牡蠣。

◆ 安神藥：酸棗仁、茯神、遠志。

◆ 補陽藥：杜仲、鹿角膠、川續斷、肉蓯蓉。

◆ 活血化瘀藥：益母草、川芎、牛膝、三七根、蒲黃、五靈脂、紅花、桃仁、丹參、延胡、赤芍、當歸尾。

◆ 涼血藥：側柏葉、藕節、生地、槐花。

◆ 清熱藥：生地、黃芩、黃連、丹皮、黃柏、地骨皮、元參、梔子、敗醬草、夏枯草、知母。

◆ 補氣藥：甘草、山藥、人參、大棗、白朮、黃耆、黨參。

◆ 理氣藥：陳皮、香附、青皮、木香、枳實。

◆ 解表藥：柴胡、荊芥、薄荷、防風。

◆ 芳香化濕藥：砂仁、蒼朮。

◆ 消食藥：神麴。

◆ 瀉下藥：大黃。

食療養生，瘦身又抗老：

不孕藥物導致的肥胖的食物調理，佔了非常重要的一環，最最特別之處，就是大量攝食能瘦身又抗衰老的膠質食物。

膠質食物，是指含有豐富膠原蛋白的或有黏液的食物，一般人會以為只有動物性才有膠質，其實許多植物性食物都含有膠質。不孕藥物導致的肥胖，體內膠質嚴重不足，生殖系統的保濕能力不足，會嚴重影響受孕的能力，以及對西藥誘導排卵針劑反應的不佳。

動物膠質性食物：具有豐富的膠原蛋白及軟骨素。

植物膠質性食物：則有潤滑液，除了能夠強化生殖系統的保濕能力，而且對身體水分、脂肪等合理分佈，有調整的效果。

「膠質食物」包括有：

木耳、愛玉、仙草、海帶、紫菜、裙帶菜（又名海芥菜、海帶芽）、海苔、紫菜、髮菜、蓮藕、海茸、紅鳳菜、秋葵、蒟蒻、紅鳳菜、珊瑚菜、海菜、海參、豬腳、豬腳筋、豬皮、魚皮、雞腳、鮑魚、甘貝、海蜇皮、鰻等。

一般而言，動物的膠質補性較強，我建議要注意烹煮的方式，口味不要太重。

動物性膠質食物：不含纖維質、維生素 C，食用時不妨搭配蔬菜、菇菌類一起調理，以利營養均衡的攝取，以免反而過胖。

植物性膠質食物：海藻類值得多食用，海藻含有豐富的蛋白質、多種維生素、多種礦物質、葉綠素，具有營養均衡特性，非常適合西藥誘導療法中或後的組織失衡，何況，原本月經就會流失許多鐵、鈣、鎂等元素。

鐵：是血紅素成分，可以補血。

鈣：是身體血液循環、神經傳導的重要成分，是放鬆腹部肌肉緊張的元素。

鎂：是調節情緒的元素。

常吃海藻類食物，可以充分補充上述失衡且可使情緒緩和。

另外，優酪乳，也是一個很合適的食品，牛奶煮粥有保養功效外，也可將之發酵為酸乳。總之，牛奶不吃鮮奶或奶粉，優酪乳含有優質動物性蛋白質，能夠提供受藥物影響以後的修補組織及再造功能。

優酪乳含有維生素 A、維生素 B 群及鈣、磷、鉀、鎂、鐵等礦物質，具有調節生理機能功效，又可以重整腸道，提升免疫系統，可從多方面，協助治療不孕藥物導致的肥胖的體重控制。

我要再一次鼓勵，無論是多囊性卵巢，或其他原因不孕的婦女：

在接受誘導排卵的過程中，就要同時將中醫療法一起用上！這兩種不同系統的療法，是互補的，會使不孕婦女的治療，更有效率、更少針劑、更少不舒服症狀、更少副作用、更少後遺症，當然，就更少因治療不孕藥物所導致的肥胖了。

我的經驗，在整合治療後，做完試管療程的婦女，有比較高的機會會告訴我，她的內膜這次比較厚，卵泡及取的卵比以前多，而且誘導排卵針劑的劑量，用得比以前少等變化，最重要的是，有了比較高的受孕機率。

受孕前的體重管理

懷孕時會胖幾公斤？我是主張 8 公斤或 10 公斤以內，這是我兩年前仍有接生，產檢時，對我的孕婦的要求。

體重沒控制好，體質就不容易改變，即使幸運懷孕，懷孕過程及生產或產後，有很多的狀況。我常說，生比較大個兒，以後不見得比別人高大，倒是先增加生產時的風險，及對陰道、膀胱等傷害的機會。首先，媽媽的健康就輸了。

這麼說，是在提醒各位準備當媽媽的婦女，不要生完後，什麼都下垂、身材也變形！

再加上照顧小孩的事永遠忙不完，馬上就名列黃臉婆或歐巴桑之列，把體重控制這件事，寄望在將來，結果卻發現，將來老是有更多、更重要的事插隊，所以體重控制這件事，鮮少人成功過！

不過我看到多 12 公斤、15 公斤，甚至於 20 公斤的孕婦，也大有人在；再則萬一未受孕前，各位需接受一些西醫療程，那可能需再增加幾公斤，如此回推，就應該知道，懷孕前的體重，應控制在幾公斤了。

體態的改變並不容易恢復，對愛美的婦女，絕對是最最不希望的結果，畢竟那是在生小孩之後，才會發生的事。但另外

兩件事，我必需一提，是所有婦女絕對不要的，是大部分婦女始料所未及的事：一是不孕，一是健康！

本書提出很多不利懷孕的體質：酸性、痰濕體質，直接與肥胖相關，而體重控制的相關飲食及運動，會立刻改善氣鬱、睡眠障礙等體質，而提高懷孕的機會。體重不控制，後面花昂貴的錢，做不孕症治療的機會就愈高。

舉例來說，一位微胖酸性體質的不孕婦女來求診，她的情形是：有懷孕，但都不穩，時而下腹不舒，時而異常出血，這是鬱而化火，血熱而胎不安的情形。結果她還是不幸於八週的時候流產了。

於是進行子宮搔括術，然而人工流產後，子宮收縮，一直不是很好，西藥雖然持續在吃，一個多月後，發現沒有完全搔括乾淨，於是再括第二次。這在中醫來看，是血熱而妄行，沒有涼血清熱，不容易完全好。

即便後來再括第二次而痊癒，但血熱的問題還在那裡，各位可能不是很清楚，什麼是血熱？血熱的人，表現在皮膚上，就是被蚊子咬後，局部反應較強烈，常很癢久久不癒，而且即使後來好了，也在局部留一個疤或色素沈積，如果在腳上，看起來像戲稱的「紅豆冰腳」。

因為問題在那裡不解決，會繼續反應。同樣的道理，這位不孕婦女在陳述病史時，我已經開始擔心了，果然真如我的預期，她現在月經量變得很少，檢查說子宮腔沾黏，須再括一

次，打開沾黏後，放避孕器，吃雌激素，重建內膜等，她後來也試了幾次，都沒有再懷孕，所以才找中醫看看。

中醫的道理很簡單，子宮腔括過有傷口，血熱的體質，使得局部容易處於發炎狀態，在皮膚，留發炎後的疤或色素沈積，在子宮腔，當然就留發炎後的沾黏在一起。

任何一個發炎，也就是，組織及發炎細胞正交戰打得火熱的任何時候，中醫介入，結果都會不一樣。而我接手時，猶如收拾全毀戰場的重建，可想而知，所需耗的時間及力量了。千金難買早知道，這本書，提供了很多預測早知道的方法及可能病的走勢，這一件，只是諸多不幸病例的一個，讓人扼腕的遭遇太多太多，多到我一定要寫這本書，告訴身受不孕困擾的朋友，如何避免不幸。

大家都喜歡有曲線的身材，輕盈的體態，那請大家拿出準備當媽媽的決心和毅力：因為各位在懷孕前沒做的，都會在產後回報的。

我喜歡以前在陽明醫院九樓的產後坐月子中心，和受照顧的媽媽們，教她們如何維持堅挺的乳房、回復腰的曲線，手臂不要粗等的方法，也不要在不孕的問題上打轉，也不樂見，不孕婦女，從此就進入亞健康狀態，甚至健康快速溜滑梯，在往後的日子裡，擺脫不掉這裡痠那裡痛的宿命！

第五章

不孕背後的免疫問題

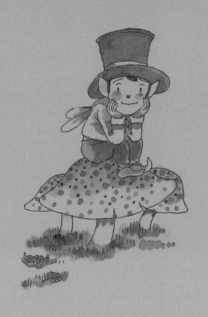

習慣性流產、和約佔 15% 左右不明原因的不孕症，絕不是求子的絕症！

　　不少不孕的夫妻，經過了一系列的檢查跟嘗試後，終於發現與免疫有關，常自認為很歹運而憤恨不平。的確，免疫與不孕的關聯，以及要不要用免疫療法，加入於不孕的療程中？目前在臺灣的不孕症專家的看法，仍沒有共識。

習慣性流產

習慣性流產，萎縮卵、或胎兒沒心跳，與免疫並非等號，有更多不孕的婦女，由於免疫的問題，連著床都無法著床；或無論是自然受孕或人工、試管嬰兒，有時一旦著床，免疫各項指標由原本正常，立刻飆高，而終究以懷孕失敗收場。

要不要用免疫療法，加入於不孕的療程中，大多採保留或反對的態度，我由於有機會接觸到來自各種不孕症專家失敗的案例，有一些粗淺的結論：

我覺得有加入免疫療法於不孕療程中的不孕症，有比較高的受孕機會。意思是能上到一壘，跳過了原本連著床，都著不了床的這個門檻的不孕婦女有增加，但也有非常高的比例無法上到第二壘，就以萎縮卵，或胎兒沒心跳的結果收場。

即便是上到第二壘，成功的超過懷孕十二週而做產檢的孕婦，也常常狀況連連，比如出血頻頻、胎動不安、全身不舒服、妊娠毒血症……等。不過要記住，習慣性流產和萎縮卵或胎兒沒心跳與免疫並非等號，有更多不孕的婦女，由於免疫的問題，連著床都無法著床，或無論是自然受孕或人工、試管嬰兒，有時一旦著床，免疫各項指標由原本正常，立刻飆高，而終以受孕失敗收場。

從中醫的角度，看這些反應，我們多會歸為「血熱」，而且以類似的體質來看，導因於免疫的不孕，可能比想像中多得多，在中醫臨床判斷，有這些體質的人，有的也不見得用目前診斷免疫檢驗的各項參數，就能偵測得到，而隨著時間的經過，我相信我觀察的，後來將一一被證實，是免疫的因素導致不孕的。

免疫性不孕的形成

　　凡能抵制或摧毀，入侵的病原體、或其他異物之作用，即為人體的防禦作用，這包括了非專一性及專一性兩種作用，如大家熟知的發炎反應，就是屬於非專一性類的防禦。

　　另外的一種，就是如異類蛋白質，一旦侵入人體內，就會引發淋巴球產生與其相對抗的種種反應，包括有淋巴球釋出摧毀入侵者的各種化學物質，或藉淋巴球本身與入侵者結合而一起同歸於盡，統稱為免疫反應。

　　參與免疫反應的淋巴球，依其功能，可分為能很快生長、分裂，成為一群有免疫力的細胞，通常身體需要一週左右的時間，才足以對入侵者的蛋白質辨識完成，並產生抗體。然後就能不斷的產生抗體，釋放至血液中，與特定抗原（病原體）結合，以摧毀抗原的 B 細胞（形成抗體免疫）及利用各種不同的 T 細胞，表面的不同特定蛋白質（受體）與抗原相結合，再利用水解將抗原摧毀，而形成不產生抗體的細胞免疫兩種防禦方式，保護我們身體。

　　實際上，保護我們身體的警察及司法系統，也有失常的情形：

　　抗體與抗原作用，是高等動物體內特有的自我排斥失序狀

態。例如在組織內進行的過敏，就是一種抗原抗體反應，B細胞分泌抗體，並附著於皮下或黏膜等處細胞，當第二次接觸時，即在短期內產生專一性較多的抗體，與抗原結合反應後，釋出組織胺等物質，使自身正常細胞受損。

常見的過敏原（抗原）有：食物過敏、藥物過敏、花粉過敏、化學品過敏、空氣塵埃過敏、溫度變化過敏等。與不孕相關性較高的就是自體免疫性疾病（Autoimmune disease），是體內免疫系統攻擊正常細胞的疾病，看似正常的免疫力下降，而異常的免疫力卻凸顯的一種狀態。

事實上，自體抗體攻擊身體、細胞、染色體等幾乎無所不包，較耳熟能詳的有「乾燥性綜合症」、「紅斑性狼瘡」、「類風濕性關節炎」等，常見的自體免疫系統異常的症狀是：抗磷脂質抗體症候群。

抗磷脂質抗體，最早於全身性紅斑狼瘡病人的血清發現，這些自體免疫抗體在臨床上，常造成人體內血小板減少、動靜脈栓塞、以及反覆性流產。在這同時，一些紅斑性狼瘡的抗體，也會穿過胎盤攻擊胎兒組織，而造成心臟等器官的病變，造成胎死腹中。

它的作用機轉為「抗磷脂質抗體」，在胎盤血管的內膜細胞抑制了 prostacycline 的產生，而不影響 thromboxane A2 的製造，結果導致失衡，血管收縮，血小板凝集，形成血栓，堵塞胎盤，而大大地影響到胎盤功能，因此無法供給養分給胎兒，最後導

致胎兒死亡、流產：或是攻擊胎盤，造成胎盤發炎，因此流產。

這與中醫用「血瘀」證來解釋，似乎頗為合拍。

不過在病機推演上，會考量到病人的「陰虛、陽過旺」的背景因素，因為「陽過旺」所以火氣大，以至於到處攻擊，燒到筋骨，筋骨痠痛，坐也不是，站也不是，躺著睡也不安穩；燒到皮膚，皮膚癢、脫屑；燒到身體的津液不足，皮膚太乾、眼睛乾澀、嘴巴也太乾等，因為「陰虛了」，津液不足。

所以當這些失衡無法調節，津液無法補充，讓身體處在空轉內耗的「虛熱」狀態。

自體免疫的問題，在西醫院中，要找「風濕免疫科」檢查及治療，但西醫的病因學認為與「風濕」無關，可是從中醫的角度而言，覺得這個名稱頗為貼切。中醫有所謂：「風為百病之長」的說法，個人認為，尤其適用於免疫系統疾病的病理變化。

中醫也常用這個觀點，視「風」或「風濕」，為致免疫系統疾病的病因，做切入做治療，個人淺見，未來免疫學的發展，會愈來愈看到中醫所主張的病因，即是：外感六淫的引發，及內傷七情的損傷條件下，是會致使免疫系統疾病病變的，是免疫疾病攻擊身體各組織、器官路線、及症狀發生的戰略圖。

中醫辨證、西醫辨病，診斷免疫性不孕

與壓力、情緒等導致的「內傷」型不孕不同，免疫問題的

不孕，是導因於「外感」而來，什麼是「外感」呢？就是：風、寒、暑、濕、燥、火，中醫稱之為「六淫」。

這六個致病因素，與氣候、環境、節氣、流行性感冒、一般性感冒、致病細菌、病毒、過敏性皮膚、鼻子等，有著高度的相關性。

我單用中醫的診斷及治療模式，也治癒了不少因為免疫問題的不孕婦女，讓她們如願懷孕生子。且聽我細說原由：

在中醫所謂的「六淫」中，風邪排在首位，也因此在《黃帝內經》中，就記載了「風為百病之長」的說法。因為風邪與人的體表接觸，最易侵犯人體；而且風性善動，無處不到，變化多端，可引起各種疾病。

風邪從經脈侵入：表現出蕁麻疹、汗皰疹、皮膚濕疹、筋胃痠痛、頭痛、肩膀僵硬、全身痠痛、疲倦等症狀。也可傷了胃腸系統，胃脹、拉肚子、便秘等不同反應。也可以直接影響內臟的機能，當然，也包括了生殖器官。

風邪終年皆有，四季皆可傷人，而其他幾種邪氣又很容易與風邪相合入侵人體，如風與寒相合就成風寒，與濕相合就成風濕，與熱相合就成風熱等等。因此可知，了解風，及處理風，成為治療成敗的重要關鍵，中醫在這些觀察，有上千年的記載及經驗。

我自信是箇中高手，因此，我常對經期中、不孕、懷孕中

或生完產的婦女說：「有感冒、過敏等症狀，先看中醫，看不好，再看西醫。因為中醫認為感冒有醫不好、醫壞了的情形，有時，影響的時間會很久，牽連身體健康層面會很廣。」

很多不孕症婦女，在我治療過程中，有一段時間會消失，後來回診時，說因為感冒咳得很厲害、或皮膚一下子全身起疹子，癢到睡不著，所以，先去看西醫，現在比較穩定了，再回來中醫繼續治不孕，我聽了，真的是三條線！

在中醫治療中，有這些反應，代表這位不孕症婦女，有風邪殘留在身上，調理後，身體改善了，於是這些殘留的風邪，由內臟或體內，被逼往淺層的皮膚或鼻子及氣管，我治了半天，就是在等，已成功召喚體內這些驅邪大軍時，我將再調整藥乘勝追擊。

這是我結合基礎中醫理論，想出來運用於治療不孕症的策略。我臨床觀察，除了可提高受孕成功率外，也可以避免掉一些潛在有免疫問題的婦女，進而發展成免疫性不孕症。而且即便是已有免疫問題的不孕症婦女，也有機會運用此方法，改善或甚至於治癒免疫所導致的不孕症。

表面上，好像在治療沒有什麼特別的症狀，卻在體內四兩撥千斤的掀起了波濤洶湧，這是中醫治病，力量非常大的地方。只有，我們在施術的人，才能體會那令人著迷的魔力，還是用之前我傳學生中醫心法的那些話，來表達吧：「造福於無形，消禍於未然，無智名勇功，天下陰受其賜。」

說到了中醫認為感冒有醫不好、醫壞了的情形，那什麼是沒醫好呢？實際上，古籍《靈樞‧九宮八風》記載：「風從所居之鄉來者為實風，主生，長養萬物。」所以，在正常情況下，風是無害的，而且能促進萬物之生長與運動，也就是，所謂之正風。

　　但如果婦女身體虛弱、或經期時，就會侵襲人體而致病，即所謂之邪風，又稱為賊風、虛風等。在《婦人良方大全》就記載：「經來腹痛，由於風冷客於胞絡，衝任，或傷手太陽、手少陰二經，用溫經湯。」說明了風邪直接影響生殖器官的現象，並提出治療衝任虛寒的「溫經湯」為主方，這是其一沒醫好的例子。

　　其他如過敏性鼻炎、慢性咽喉炎、慢性咳嗽、蕁麻疹、皮膚濕疹、頭痛、肩膀僵硬、疲倦等，也都是中醫認定外感風邪沒醫好的症狀。

　　那什麼是醫壞了呢？與免疫有關的習慣性流產、萎縮卵、胎兒沒心跳、「乾燥性綜合症」、「紅斑性狼瘡」、「類風濕性關節炎」等病症，就是醫壞了，婦科方面與免疫有關的習慣性流產、萎縮卵、胎兒沒心跳等，我個人認為，還算好治，若發展出「乾燥性綜合症」、「紅斑性狼瘡」、「類風濕性關節炎」等病症，也就非常耗時費力了。

　　我們就用一個中醫看是「外感」的病症，但卻導致男性不孕的腮腺炎為例子，來做說明：腮腺是位在雙耳前的一對腺體，

可製造及分泌唾液，又稱唾液腺。這種腺體有時會受到一種叫副黏液濾過性病毒（Paramyxovirus）的感染，而引起炎性反應，造成耳前部位的腫脹、疼痛、及嘴巴張開困難，並伴隨有全身症狀如疲倦、發燒及肌肉痠痛，paramyxovirus 含單股 RNA，是旋多形狀，約 100–600 nm 大小的病毒。

腮腺炎病毒主要經呼吸道分 物飛沫，進入人體或接觸口鼻分 物傳染，先在上呼吸道上皮細胞及附近淋巴結繁殖，引起病毒血症（viremia），經過 2–3 星期後，唾液腺（大部份是腮腺）開始腫大、疼痛，此時病毒除了散佈在眼、耳、週邊神經外，也可擴及遠至睪丸、 巢，而引發睪丸炎及 巢炎等。

因為副黏液濾過性病毒，造成睪丸製精細小管上皮細胞壞死所致，大約有 15% 的患者會同時有雙側睪丸感染。如果雙側睪丸發炎，並造成雙側睪丸萎縮，則會造成精蟲極度稀少症、或無精症而引起不孕。

因此，不孕檢查中，男生一定要做精液檢查，如果是無精症，雖不一定由於副黏液濾過性病毒感染所致，但找不到精蟲的話，我會建議患者做睪丸切片取精，嘗試從睪丸組織獲得精蟲，做單一精蟲卵細胞注射的試管嬰兒以受孕。

腮腺炎開始的 床表徵：發燒、喉嚨痛、頭痛等症狀，都屬於中醫診斷為「外感」的範圍，所以中醫在任何時候都很重視，處理所謂類似「感冒」的症狀。中醫認為快速的處理，讓任何

無論是流行性感冒、一般性感冒或腮腺炎病毒等，在剛開始仍在上呼吸道上皮細胞及附近淋巴結繁殖的階段，這外來兵團入侵仍不夠壯大的階段，就結束了這場戰爭，這絕對是高明的治法。

相較於西醫，目前採用支持性療法，來治療不少病毒性感染的原則，是非常不同，西醫在等這病毒肆虐身體感染的病程結束，隨著每個人免疫強弱不因，而有不同的預後結果，所以臨床觀察：

◆ 可以看到三分之一免疫力不錯的人，雖感染了副黏液濾過性病毒（paramyxovirus），但沒有發生症，大部分的人，雖有症狀，不過都輕微而沒有併發症，了不起，發燒個 3–4 天，單側或雙側（3/4 是雙側）腮腺腫大、疼痛，持續 7–10 天後，就好了。

◆ 約有 10% 免疫弱一些的人，受影響的組織和範圍，會擴及舌下腺或頷下腺腫大，免疫力更差的人，就可能發生會引起腦炎、耳 、睪丸炎、 巢炎、睪丸萎縮等，更大範圍的影響。

中醫治「外感」，有很精細的理論及層次，隨病程表現在每個免疫強弱不同人的證型，有不同的因應辨證後的治療方案，我也曾治癒幾位腮腺炎引發睪丸腫大、疼痛的個案，多已經西醫治療一個多月，睪丸仍腫，並持續的痛，而來求診，在睪丸

尚未萎縮的階段，約三個星期以內治癒。

相較於仍在上呼吸道上皮細胞繁殖階段的治療，約 3-5 天，可速迅緩解以至於治癒，所花的力氣及時間，很明顯是的不同的。有一點要注意，若等到睪丸萎縮而引起無精症不孕時，中醫的療效就不明確，此時多採以輔助調理的角度介入，有時也一樣會有意想不到的好消息。

由此我們就更可以理解中醫千年來，已觀察到有的「外感」，確實有一定程度影響到男性不孕及卵巢發炎的關係了。

中、西醫看免疫性不孕

當精子與卵子結合時，父親的那套染色體，帶著具父親特質的密碼基因，與帶著具母親特質密碼的那套染色體相遇，這裡面有幾十億種排列組合的可能性，細胞依造特定排列組合的訊息，製造各式不同的蛋白質，蛋白質再形成細胞，細胞再組合形成沒有完完全全相同的、獨一無二的個體（世界上的人都不相同，只有同卵雙胞胎會有一模一樣的基因）。

帶著一半基因來自於父親且持續分裂的受精卵，要登陸在母親的子宮內膜上，一如一個具有人形的外星人，要登陸在地球一樣，地球人從沒有看過在地球上，有這樣的生物，且看他或她，來勢洶洶，攜帶很多從沒有看過，且看來很銳利的鑽探

工具或武器，因此正常的反應：下令攻擊！

　　的確，正常的母體免疫系統，理論上，要攻擊這入侵的受精卵，而且，母體沒有判斷錯誤，這個一半熟悉一半陌生的受精卵，是一個獨立有主見的作戰體，也在為他或她的生存奮鬥，當分裂至八個細胞時，每個細胞都還具備發育成獨立個體的能力，當再繼續分裂成長為十六個及三十二個細胞時，開始有主見的逐漸往細分工的方向，分化成不同結構的細胞。

　　受精卵所攜帶的鑽探工具非常銳利，而且有時，不當使用會變成致命的武器，以至於如何成功的妊娠，母體本身必須調適其子宮中的免疫機制，避免攻擊自己的胎兒，這個是非常複雜的過程。

　　在正常懷孕時，母體免疫系統有種特殊現象：那就是母體對胎兒的免疫力降低；在母體子宮蛻膜化的過程中發現，子宮蛻膜處的 T 淋巴球、自然殺手細胞和巨噬細胞的反應能力較低。

　　臺灣大學過去的研究發現，子宮蛻膜處的 T 淋巴球受到細胞激素的影響，而分化成 Th2 細胞，並分泌 IL–4、IL–5 與 IL–10，進一步使母體內於蛻膜處的免疫反應，趨向非發炎反應，或許，這可以幫忙解釋一部分可能的機轉，那又是什麼情形，使得母體的免疫力成功的對胎兒攻擊呢？

　　理論很多，檢驗的項目，也因此多元，而各有各的解釋，如 Antiphospholipid antibodies（APA）：在眾多的自體免疫抗體中，

APA 這個抗體被認為和重複性流產或不孕症有關，包括 anticardipolipin、lupus anticoagulant Ab 等，不過，這只是其一，其他有 antinuclear antibody（ANA）、Microsomal antibody（MA）、ESR、Platelet 等，也是門診常可能檢查的項目。

到底免疫與不孕的關係、治療與否？用什麼藥？截至目前為止，我看，不孕症婦產科醫師及免疫科醫師，不孕症婦產科醫師開（aspirin），免疫科醫師則開最強的抗發炎藥物：腎上腺皮質類固醇、免疫調節藥物（奎寧等），各說各話，沒有交集。

不過，先不談有幫助多少受孕成功機率，上述藥物的副作用，可一籮筐：滿月臉、水牛肩、免疫抵抗力下降、延緩傷口癒合、骨質疏鬆、白內障、血管循環障礙（股骨頭壞死）等，服用中，必須得要多注意。

從中醫的角度，看這兩科治不孕的基本原則，大致上，不孕症醫師誘導排卵，比較像掏空，身體年輕健康，本錢雄厚，短期間，不是大問題。不孕症醫師也有壓抑的作法，讓卵巢休息，但沒有「補」的動作，光休息，是否能蓄積下次排卵的能量？仍有待商榷。畢竟，窮人還是窮人，不一定休息一下，就能撐過下次的掏空。

免疫科醫師用腎上腺皮質類固醇、免疫調節藥物等，比較像壓抑、對抗，是減少身體繼續受攻擊的傷害，但在「乾燥性綜合症」、「紅斑性狼瘡」、「類風濕性關節炎」等慢性、持續性惡化的病症，或許是一個不滿意，但可以接受的治療。

對於與免疫有關的習慣性流產、萎縮卵、胎兒沒心跳等，我有不少成功案例的經驗。有沒有需要懷疑，與免疫有關的不孕，就都用「乾燥性綜合症」、「紅斑性狼瘡」、「類風濕性關節炎」等慢性、持續性惡化病症的用藥來治療，似乎有些殺雞用牛刀的感覺。

　　而且，歷史告訴我們，秦朝的壓抑反對意見，坑殺對抗的人，也並沒能取得民心並長治久安，我們反而應開放溝通反對的意見，要如大禹治水般，引導對抗的能量，得到適度的疏通。尤其是，不少懷疑與免疫有關的不孕，病邪不像「乾燥性綜合症」等病症那麼「深」，因此個人淺見，可以再等一等，先觀察中醫治療後的檢驗數值再說吧。

　　從前面的文章，可以看出「外感」在不孕治療上的重要性，在歷代中醫婦科古籍，並不多將外感和免疫性不孕做聯結，提出具體的治方和治療策略。所以一位中醫婦科醫師要將不孕治得好，中醫內科治外感部分需要有一定的實力，才能在面對潛在是免疫性的不孕時，遊刃有餘。

　　中醫婦科療法，如何與不孕症婦產科療法，或主或輔的整合，我已經於本書第二章、第三章詳述，最大的不同，在於只要是有蕁麻疹、皮膚濕疹等，懷疑與免疫有關的症狀，或確認為免疫性的不孕、習慣性流產、萎縮卵等，我會強烈建議，從排卵期開始，中醫療法就強力、密集的介入。

　　什麼是，強力、密集的介入呢？

那就是，最好每天藥薰腹部的中極、氣海，背部的腰椎等穴，每兩天針灸一次，及服用中藥，一直到懷孕十週或第一次產檢。

但若是部分免疫，已發展攻擊其他系統，而有高血壓或「乾燥性綜合症」等病症，我建議持續治療，直到安全生下小孩為止。

因為這群孕婦，不用中醫療法，一旦發展出惡性高血壓、重度妊娠毒血症、或其他免疫病症惡化等狀態，就非常棘手，胎死腹中，往往是不幸的結果。幾位多次都在懷孕五、六個月，就胎死腹中的婦女，懷孕不是她們的問題，想生，卻又非常害怕懷孕，才是她們的問題。經由我上述的方法，也都超過懷孕八個月，順利生下健康的寶寶喔。

這也就是，為什麼我要用單獨一章，談談這件特別的作法，傳統的中醫，懷孕時，是禁止針灸的，大部分中醫師又都奉為圭臬，我發現這個原則，不適用於免疫性的不孕病症，不但要針，而且要持續、密集的針，有時，用藥還抵不上用針的力量呢！

免疫療法的中西醫整合

了解了中醫婦科療法與不孕症療法的整合後，那與免疫療法又如何整合呢？

純從臨床的觀察，我認為中醫的「順勢療法」應為主，來治療免疫性的不孕、習慣性流產及萎縮卵。

　　但也務必追蹤免疫科的相關檢驗指標，如果這些檢驗指標，無法下降，或一懷孕、數值就失控的衝高，則需改變治療策略，以免疫科的對抗療法為主；中醫療法為輔。

　　中醫療法在執行上，務必要「護送」小孩子到可以安全生下為止！

　　由於這本書，是寫給不孕的婦女閱讀為主，免疫性的用藥、取穴策略，不同於前述的作法，不過太過專業，不適合免疫性不孕婦女，自己嘗試，因此，不再詳述藥方及穴位，至於禁忌及保養，與本書先前所提的，血熱、酸性體質一致，請免疫性不孕婦女，自行參酌。

　　免疫性不孕與「外感」的關係密切，而「外感的風、寒、暑、濕、燥、火」，這六個致病因素，中醫謹慎以對，在台灣非常盛行的治外感古籍經典聖經，就屬《傷寒論》，在《輔行訣臟腑用藥法要·外感天行病方》記載：

　　外感天行之病，經方之治有二旦、六神大小等物。昔南陽張機，依此諸方撰為《傷寒論》一部……今亦錄而識之。

　　陽旦者升陽之方，以黃耆為主。

　　陰旦者扶陰之方，以柴胡為主。

　　青龍者宣發之方，以麻黃為主。

白虎者收重之方，以石膏為主。

朱鳥者清滋之方，以雞中黃為主。

玄武者溫滲之方，以附子為主。

此六方者為六合之正精，升降陰陽，交互金木，既濟水火，乃神明之劑也。

清代著名醫家徐靈胎說：「醫者學問，全在明傷寒之理，傷寒理明，則萬病皆通。」陸九芝說：「學醫從《傷寒論》入手，始則難，既而易；若從後世分類書入手，初若易，繼則大難矣！」對中醫來說，廢傷寒論則六經失傳，廢六經則百病失傳。可見歷代中醫師，對《傷寒論》這本書的用藥精簡深奧，甚為推崇。

雖然，這本治外感古籍聖經並未言明，其能治婦科病症或不孕症，但當免疫性不孕病邪入不深時，我個人臨床經驗認為，傷寒方為首選，而且，在這個階段，免疫性不孕以中醫療法為主，有時就有相當不錯的成績，免疫性不孕婦女，不但容易受孕，甚至同時將免疫的問題治癒。常用方有：麻黃湯、桂枝湯、越婢湯、理中湯、柴胡湯、白虎湯、承氣湯、四逆湯、烏梅丸、黃連阿膠湯。

臨床有時候，會觀察到西醫誘導排卵，這種中醫屬性為陽的藥，用下去後，對部分陰弱體質的免疫性不孕婦女，容易改變體質，變為陰的時期陽強，陽的時期陽更強的體質，就是整個月經週期都在陽旺的情形，也就深化了。

原本病邪不深，免疫性不孕狀態，或只要一懷孕，免疫相關的檢驗指標數值就失控的衝高，代表體質已轉為如燎原的大火，此時，已不能再純用傷寒方來治療了。就中醫醫理，病症已由傷寒轉為熱病，或甚至於溫病了。

　　當然就需改變治療策略了，若病程初轉為熱病、溫病，仍可考慮以中醫療法為主，若前述之整個月經週期，都在陽旺的情形及只要一懷孕，免疫相關的檢驗指標數值就衝高的話，那就轉為以免疫科的對抗療法為主，中醫療法為輔的整合模式治療。不過中醫療法的介入，可能短則到第一次產檢為止，長則持續到小孩子生下為止。

　　這個整合療法，全憑多年累積心得，恰當與否，尚待時間證明。古籍並未將此道理點明，大多古代婦科專書，也未提出，類似免疫性不孕、或甚至是「乾燥性綜合症」合併免疫性不孕的症型及治療用方。

　　或許這是文明病的一種，總之，不是有太多先例可循，因此我回歸中醫的陰陽五行基礎理論及傷寒、金匱經典古籍，竟也還能推演出上述的治療策略。我想，這應也是中醫歷千年不敗的卓越之處。

　　主要歸功於其他文明古國，如印度或各國傳統醫學，所沒有的扎實而細緻的中醫基礎理論吧。我運用這套方法後，覺得治不孕症的有效率，更大為提升，臨床隨症變化，技巧性頗大。我不再一一說明，以下是我常用治療熱病或溫病的方子：

大柴胡湯、梔子大黃湯、桑菊飲、銀翹散、荊防敗毒湯、十味敗毒湯、散腫潰堅湯、一貫煎、玉女煎、生脈飲、甘露消毒丹、茵陳蒿湯等加減。免疫性不孕的用藥，太過專業，不適合免疫性不孕婦女，自己嘗試，因為，稍有辨證不明，容易用藥失據，而反而導致流產。

而且這幾味藥性偏寒，以攻為主軸，用法特殊，針對燎原大火所使用的方劑，常被標註不孕症或懷孕婦女禁用的警語。我想看完書後，各位不孕婦女應該比較釋懷了吧？

不然，門診時，常有開完藥的不孕症婦女，拿到包好的藥後，又匆忙的再回頭來門診詢問，我到底是開對還是開不對，沒錯，沒錯，真的是如此，放心服用就對了。

第六章

開心好孕才會來

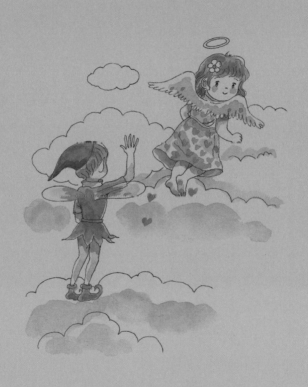

我再次特別強調，不孕婦女最不需要的，就是情緒的干擾因素，徒然增加了能不能懷孕的不確定感，及夫妻間的不信任感。

　　在國內，傳宗接代，香火相傳，被視為天經地義的事；所以當面臨無法生育時，生活的危機隨之發生。

　　這些不孕症患者不僅需要面對時間的壓力，還有年齡增長造成生育力下降，以及經濟、職場競爭力等等，都會干擾到檢查及治療。

　　諸多威脅中，最大的壓力即是來自於家中公婆及親朋好友們的壓力，是外人完全無法體會的，所以不孕夫妻容易有憂鬱、焦鬱、沮喪、情緒低潮及不穩定等心理症狀；而不論男女在過大的壓力下，也會影響生殖的能力。

妳焦慮嗎？

　　女性處於過大壓力之下，因為下視丘、腦下垂體的異常，腦內啡（endorphin）的過量分泌，會造成無月經與不排卵。

　　比利時的一位學者 Demyttenaere K 調查發現：接受不孕症治療之前，如果有負面的情緒反應，其懷孕率明顯降低。

　　根據三總精神醫學部的研究，共訪談 112 位面臨不孕問題的婦女，有超過五成的不孕女性感到情緒困擾，症狀為：煩躁、易怒、睡不好，但是其中只有 6% 的人願意面對現實，到精神科就診，其他的人都一廂情願地認為，只要懷孕，心情就會好起來，可見壓力的龐大影響。

　　不孕症夫妻有各種生、心理的表示，以調適來自多方的壓力，但總是不確定是否要進入療程？或調整其社交人際關係、成為生活中一重心目標？不孕症夫妻在社會上，偏屬於被支配的角色、一再面對能不能成功受孕的自信心考驗，及夫妻為了生小孩的性生活等衝擊，是不容忽視的。

　　這種持續缺乏自信的不確定性，不僅造成不孕症患者，對於未來失去希望及夢想，面對不孕的現實，讓個人做人處世的方式，甚至人生觀，都會受到嚴重的打擊及導致行為的改變。因此不孕症夫妻，很合理的到處拜訪名醫、求神問卜、搜羅小

道秘方等不一而足，若再加上全心全意所投注的精力，接受一堆複雜的檢查、治療，尤其對於治療後失敗的不孕婦女，反反覆覆的不確定感、焦慮更是強烈。

中醫稱這樣的焦慮為七情內傷，西醫的不孕症醫師，也發現了這個問題，可能會開立一些抗焦慮、憂鬱或鎮靜的藥物。同樣的，中醫師也需在中藥和針灸選穴上，傷些腦筋，這些無濟於成功受孕的情緒干擾，有時候，會強烈到中西醫療法束手無策，強烈到干擾內分泌，而導致亂經或停經，可見其影響之大。

我常鼓勵有這種傾向的不孕婦女，不要煩惱，因為「煩惱不孕，不孕反而不會好。」只是會讓中、西醫師更忙，更不好用藥罷了。但或許是體質，真的，有不孕婦女就是會不自主的就擔心起來，因此，不孕婦女應該知道自己有沒有焦慮的現象，我在下面，提供了常用的幾個問題，沒有最好，有的話，最好與不孕症醫師討論、討論，進而多加以調適。

不孕症焦慮量表

請依據您個人的特質「圈選」最適合的答案。 如果題目的敘述「完全不符合 您的特質，請圈「1」。 如果「不符合」，請圈「2」。 如果「符合」，請圈「3」。 如果「完全符合」，請圈「4」。 愈高分表示愈焦慮，如果超過 12，應會診精神科。	完全不同意	不同意	同意	完全同意
不孕治療的不確定感，會讓人很受不了。	1	2	3	4
生活中的不確定能不能懷孕，讓我感到不安緊張或有壓力。	1	2	3	4
一旦開始擔心某些事，是否就會覺得很難控制或難以停止？	1	2	3	4
如果不能掌握我需要的不孕訊息，我會覺得挫折。	1	2	3	4
不孕治療的不確定感，會造成我無法擁有滿意的生活。	1	2	3	4
不孕治療的不確定感，會讓人感到坐立不安或精神緊繃？	1	2	3	4
易怒？	1	2	3	4
難以入睡，或睡不夠，或睡不好？	1	2	3	4
容易感到疲倦？	1	2	3	4
很難集中注意力或腦中常常一片空白？	1	2	3	4

還是醫師說的算

久婚不孕，隨著時間壓力，雜音也愈來愈多，比較傳統的婆婆媽媽，會搜捕網羅各種「祖傳秘方」，或是當事人的姐妹淘，會好心好意介紹正規醫療外的專家、達人看診，這些有心或無意的行為，都會造成醫師的困擾。

有人可能對於自己所找的不孕症專家，在一段時間後，對他所說所做的，開始有些疑惑。我想大可不必如此，我們找一位專家，顯然有一定的水準。

在講究實證的西醫，樣樣都根據研究的結果，有其精確之處。若沒有試管嬰兒技術的發展，許多不孕婦女，在古代是不可能懷孕的，因此，在其專業領域，當然需尊重，需遵循，所以面對不孕症，當然是醫師說的算！

以第一章提過的 AMH（抗穆勒氏管激素）為例，一般 >2 ng/ml，表示卵子庫存量還夠用，若 <0.8 ng/ml，表示有可能卵子比較不足；抗穆勒氏管荷爾蒙，比起其他預測卵巢功能方法的不同在於：

一、抗穆勒氏管荷爾蒙主要是由卵巢小卵泡分泌，卵巢小
　　卵泡數目越多，AMH 濃度越高，隨著年齡的增加，卵

巢功能會逐漸衰退，抗穆勒氏管荷爾蒙值（AMH）也隨之下降。在所有檢測卵巢功能的方法中，AMH 值能最早篩檢出卵巢的衰竭。

二、它的濃度不受到月經週期的影響，經期任何時期都可以抽血檢查，因此，抗穆勒氏管荷爾蒙乃成為預測卵巢功能的一項重要指標，卵巢功能的好壞，是影響自然懷孕和試管嬰兒成功的重要因素，臨床的研究顯示，當 AMH 小於 2 以下，誘導排卵的數目很少超過四顆卵泡，且愈低愈少顆。

FSH（卵泡刺激激素），亦可作為評估卵巢功能的指標，建議於經期 1–3 天抽血檢查，但是此數值變異性大，建議可多觀察幾個週期，一般較有意義的數據是大於 10，代表卵巢排卵功能可能有衰退的情形。

LH（黃體刺激激素），主要功能為誘導卵泡成熟、破裂排卵、與協助黃體之形成，通常經期結束至排卵前兩天，此荷爾蒙最好 <5 iu/ml，太高則對目前正在發育的卵泡有較不好的影響。

E2（雌激素），當卵泡顆粒細胞受 FSH 刺激，逐漸發育長大的過程，顆粒細胞會分泌大量雌激素，其濃度高低可反應卵泡數與成熟度。通常一顆成熟卵泡大約會分泌 150–300 pg/ml 雌激素，若成熟卵泡數越多則雌激素會越高。

P4（黃體激素），排卵前 P4<1 ng/ml，排卵後 >15 ng/ml 以上，排卵後卵泡細胞將轉換成黃體細胞，由轉換的黃體細胞，

大量分泌黃體素，主要作用在使子宮內膜穩定，以利胚胎著床與懷孕之維持。

我認為，不管後來用中藥或西藥治療不孕，上述這些實證的數據，可提供很有價值的資料，會修正我原本心中想好的治療策略，會延長原本打算調理的時間，這是過去中醫所沒有的診斷，依循研究成果的治療建議，當然是，醫師說的算！

機率，這冰冷的數字

近年來，我發現一些有趣的現象，那就是愈來愈多的「不孕症專家」，使用各式各樣的健康食品，有維骨力，有 DHEA，有葉酸，有膠原蛋白等，證據力薄弱的食品，希望能補卵或提升卵的品質。

這也說明了，FSH 高了、AMH 太低了、卵巢衰竭了、打不出卵來、有卵不受精、卵有很多碎片、受精了發育很慢等，一堆臨床不孕症醫師要面對的問題。科學界，還來不及找出答案，沒有合適的藥物或療法來因應，臨床不孕症醫師，已無法用「機率」這種冰冷的數字，一再的搪塞焦慮的不孕婦女。

換個角度看，令我欣慰的是，臨床不孕症醫師，愈來愈認知現實的不足，並轉而站在不孕婦女的立場，為她們去想、去

找、去嘗試，這種積極的態度，無論他們推薦的健康食品，有沒有效，已經接近不孕婦女的期待了。

告訴不孕婦女，這次的失敗是因為「機率」的關係，等於告訴不孕婦女，這位不孕症醫師與她的關係是「莊家與賭客」的關係，不孕婦女只是，莊家三分之二試管失敗的賭客之一罷了。莊家錢已贏走了，賭客的確可以拍拍屁股，找另一個莊家再試看看，但有時，又有些不甘與不捨，因為還有押金（冷凍胚胎）在莊家那，還沒拿回來。

我認為那是不好的醫病關係，相較於開放心胸，接納或主動尋覓，可能有幫助不孕婦女懷孕的健康食品、或療法等作為及心態，是告訴不孕婦女，此次的失敗是醫療的失敗，請不孕婦女不要自責。

當然還是要付費給不孕症醫師，因為，他們很認真看待、檢討這樣的失敗，並還會再多花時間，再去想、再去找，可能更有幫助懷孕的療法，我行醫二十多年，學到的是，成功的醫療結果與盡力後的失敗，醫者，同樣能得到患者的感激的！

這也說明了一個現象，那就是，科學已帶領我們，對不孕診斷方面，有很長足的進步，但在這些詳實、精密的診斷之下，是否有全然的對策？依我看，治療方面，離不孕婦女的期望，恐怕，還有一大段路要努力。

不孕症，西醫師說的算不算

二十年前，我當時為婦產科醫師，也做人工受孕，也協助資深主治醫師做試管嬰兒，讀一樣的書，用一樣的邏輯在思考，我想，我提供的治療策略及說法，會跟現在大部分的不孕症醫師，說法一樣。

但在這十五年的中醫臨床後，我現在會說：「不孕症醫師說的，等一下，可以給我參考看看，尤其在治療上，或許我有替代、輔助西醫療法的中西醫整合方案喔。」

太多等一下的例子了：

痛不欲生的子宮腺肌瘤，要不要開刀？

卵巢衰竭，要不要捐卵？

一直習慣性流產，不能得子，怎麼辦？

一懷孕，免疫就竄高而流產，怎麼辦？

我個人淺見，可能不只是不孕症醫師說的算，是最佳的治療策略，我再次強調與預測：靈活而細膩的不孕症中西醫整合療法，將會是未來不孕症療法，中、西醫師所必須要認真面對的議題，誰能整合得最好，誰便將成為世界上所有不孕症專家，爭相學習的對象。

得失之間

「我將在茫茫人海中，尋訪我唯一之靈魂伴侶。得之，我幸；不得，我命。」出自徐志摩的詩，而我個人看待不孕這件事，認為應改為：「得之我命，失之我幸！」

得之我命、失之我幸

為什麼呢？

我個人認為，兒女，的確是我最大的財富，看到下一代，成長及茁壯，就像「凡灑淚播種者，必得歡欣收割的喜悅」。人生，有很大部分，就在與兒女，一起悲他們成長受傷的事、一起樂他們成就喜悅的事、離巢展翅高飛後的思思念念……而驚覺兩鬢飛霜中度過。

兒女，往往也是人生最大的投資及承擔，一個不求回報、不計成本的投資，但養兒育女，卻值得所有的父母，願意用耗盡生命、用美麗交換，卻甘之如飴的承擔。但人的一生，有太多的事件，會使得想要懷孕生子的夫妻，成為不孕俱樂部的成員。譬如：

一個人莫名其妙，就感染了腮腺炎，而導致睪丸炎的不孕。

有些女性很潔身自愛，性伴侶只有先生，但，無法理解，

為何會得骨盆腔炎，而致輸卵管沾黏、阻塞而不孕？

有些婦女，不到 35 歲，也沒有特別原因，月經就停了，就醫診斷，才知道是卵巢早期衰竭，已進入更年期狀態。

還有研究顯示，世界各國的男性精蟲數，有一代比一代少的現象，意思是說，目前在讀這本書的夫妻的精蟲數，平均比各位年長 12 歲的男性精蟲數，在相同年齡時少，而這一群比各位年長 12 歲的男性精蟲數，又比我這一代的平均精蟲數少。

女性的月經量，也一代比一代少的現象，這是否因為長期環境充斥各種荷爾蒙所致？不得而知，不過我們知道，在我小時候，世界上很多國家，包括臺灣，都用 DDT 來殺蚊蟲，這種長鏈的環境荷爾蒙，不易被分解破壞，就會在我們那一代及以後的子孫暴露累積，導致下一代或下下一代，可能生殖能力受到干擾或影響。

是不是有太多不可控或未知的因素，使我們不孕？因此，奉勸不孕的夫妻，就請放寬心，把懷孕生子的事，視為緣分，視為命中註定，視為生命中的啟示；最重要的是，不要忽略了、遺漏了，活在當下的幸福。

夫妻間是否有好好的經營？這一生，好不容易才遇到真命天子或天女，珍惜並深刻相守、婚後不也該偶爾追尋一下，熱戀中的那種茶不思、飯不想的感覺；那種兩人相偎，熱到不行，需立刻推開對方，否則，就好像要被烈火焚身的燙；那種緊緊相擁，好像要被對方，強力的吸往無底深淵，人雖懸空，卻沒

有恐懼的信任、寧靜、與祥和！

有兒有女，會是用心生活夫妻，該有的祝福、禮物。但卻也是不確定的未來，有時，當這原來視為祝福禮物的幸福，可能改變成一生的責任及債務時，反而忘記了，夫妻間該如何用心生活，失去了原本存在，唾手可得的幸福。

兒女是祝福？是禮物？見仁見智！

一如我前文所述，比方體質沒調整好，可能付出原本不預期，龐大的代價，我有時看到，是很心疼的。我也曾提到如何預測病勢、病症等道理，那種感覺是，我明明知道，再走下去，會是懸崖，不孕婦女卻在過去的時間裡，沒有被阻擋，而也就如預期的跌了下去。

之後，帶著傷痕累累的健康來求診，原本那麼標緻的女生，現卻如此孱弱，那是很令人難過、心疼的：

◇ 經期時，情緒會低落的女生，特別要注意了，尤其，又是個事事力求的完美主義者。

我看到了產後的乳汁不暢，乳房脹痛難忍，無法消腫，嬰兒卻因吃不足奶而哭鬧不休。

我也看到了產後憂鬱的情緒，有的嚴重到，都不想踩小孩，或甚至於一整個月，都沒出房門一步。

◇ 陽虛體質的女生，也要特別注意：

我看到了產後的乳汁不足，甚至於乳房乾扁縮小。

美麗的秀髮大片大片的脫落，三個月不到，剩下稀疏的

髮根。

我也看到了產後難忍的腰痛，而且從此成為一個得經常向醫生報到的病人。我甚至於碰過好幾位，產後十幾年都不癒的腰痛。

當如此這般時，就改變了原來未懷孕、未結婚前的作息及人生規劃。

今天門診，來了一對姊妹花漂亮寶貝，問診之後，原來兩位小時候，我都看過，姊姊主要是因為兩年前生第一胎後，就產後憂鬱，情緒低落，無法入睡，一直到現在，也只好一直服用安眠藥幫助，現在又懷孕第二胎，擔心此次生完產，她會撐不下去。

我在不利健康行為的那章節，提到《養真集》：「人有三寶，為精、氣、神，老來之精惟恐竭，精竭則死。老來之氣惟恐泄，氣泄則死。老來之神惟恐離，神離則死。」

這位病人呢，記憶力明顯減退，注意力無法集中，常心慌、心悸，連關抽屜都易受驚嚇，一遇有事，不由來的就一直緊張起來等等，是精、氣、神三寶都已耗弱多時的現象，多年不見，以前那位一進門診，亮到大家都要看一下、或甚至於無法直視的女生，如今，並沒有少婦誘人的韻味及散發嫵媚的氣質，在美麗的臉龐底下，我看到的是少了神的憔悴，以及失了魂的不安，這是得子的代價嗎？是得子的命運嗎？

例子實在太多，我的學生，還滿喜歡聽我講故事的，但，

每次提到了，總是令人唏噓不已，心裡，總會再為她們問一個問題：如果，命運之神，讓妳在求子路上，再選一遍，會做出一樣的選擇嗎？如果不是，那麼全新不同人生的故事又是什麼呢？

這種不捨，會讓身為醫者的我，願意再挺著，繼續看超過我體力負荷的不合理門診量，繼續在門診嘮嘮叨叨的唸不聽話的不孕婦女，繼續耐心的為不相信我、不願意做我功課的不孕婦女追問，解釋我為何有那一些有的，沒有的要求及建議。

先天不足的自然淘汰

最常見的是早期流產、或早期的胎死腹中的不孕婦女，好不容易懷孕了，卻遭逢懷孕被迫中斷的結果，不到二個月，心情由雀躍到谷底。來門診時，頗為憂鬱，據說在家中，也多以淚洗面，先生則手足無措，原本家庭的活動等，全部停擺。我想，這是不了解，才有這些不智的行為。

從醫學觀點，早期流產或早期的胎死腹中，都是重大的染色體異常，這種機率，比實際上想像來得高，很多生下正常小孩的夫妻，可能都有流掉這些不良產品的過去史。

根據研究顯示，有些月經突然晚來、或某一次特別大量，非常不同於以往的週期，或月經某一次變得滴滴答答等，有不

少的機會是一個早期的流產。

　　只是，因為太早了，尚未去確認有否懷孕，月經就來了，所以也沒想太多；我想，殷切的不孕夫妻，腦海中，兒女的圖像，應該不會是需要長期、大量人力照護，或未來無法獨自生活的下一代吧？

　　這種失去，不是應該慶祝自然淘汰的幸運嗎？

　　得到不健全子女的父母們，命運之神，已綁架你們至子女成年；甚至一輩子！

　　而尚未得到子女的父母們，命運之神，在等候你們享用無牽掛的人生支票。

註生娘娘

　　不論信或不信，求神問卜，是很多不孕夫妻會去做的事，有的是不孕婦女去求，有的是夫家的壓力。

　　「我有去求神問卜，還去了好幾間大廟求註生娘娘，有時沒有筊，還一直誠心誠意拜，拜了將近一小時……」

　　這是門診常聽到的故事，大家口耳相傳，聽到那兒好，就去那兒拜，聽到那裡靈，就去那裡求，可能大部分的不孕夫妻，都沒有注意到，去拜、去求註生娘娘，實際上，是有些規矩，是有些條件的。

要就不要去求，要求，就應該遵循她的規矩及條件才對吧？

在《雲霄奧旨一品曰》的文章載明，求註生娘娘，首先要真心信服，相信註生娘娘的存在，而且相信註生娘娘是最棒、最重要的神祇，因為連諸神、三世仙佛的誕生，也都要靠她註定。實際上，虔誠、打心裡的相信，是不容易的，少了一點理性的感覺，大多的情節，比較像公共電視《試管神仙》劇中，孫鵬飾演的丈夫維凱。

維凱媽媽對乩童、仙姑所說的話深信不疑，而維凱只相信科學，排斥媽媽經常一些他無法理解的安排，卻又不太承擔不孕的責任。當然，最痛苦的就屬要符合「對方的期待」（先生或婆婆）的妻子。

這些情景，一再的在我多數的個案身上發生，常碰到淚灑門診，心中激動到無法陳述病情，也就不足為奇了。我覺得與其讓妻子一個人被強迫單獨面對，倒不如先生與妻子兩人虔誠的祈求，只要不是太花費，或太離譜的行為，也是很好一件事，夫妻為一個心願，共同的努力過程。

註生娘娘允諾的條件呢，她要求個個都要孝順雙親，兒女忘了娘的恩，是不被註生娘娘祝福的，這裡指的雙親，是先生和妻子要孝順兩人的雙親，畢竟，沒有娘家栽培，就沒有妻子，這應該是很容易理解的要孝順彼此的雙親。

一定不是如劇中，妻子和婆婆的關係，先生沒有時間或不

願與妻子一起，肩負雙方父母的孝順，那麼就不用再生下一代，來讓夫妻忙下半輩子。因為，到頭來，下一代也會與這一代夫妻，一樣的對待他們的父母，那麼，這種劣質的基因，就不用再有下一代好了。

　　註生娘娘要夫妻多行善事，要勤儉好施，那麼，她就會派人送來子女，在傳統社會裡，有人就領養小孩，而後懷孕生子的故事，也大有人在。不也曾有報導，在領養孤兒，並當作自己骨肉對待的不孕夫妻，而後喜獲子女的消息嗎？暫時沒有領養打算的不孕夫妻，去台灣兒童暨家庭扶助基金會，認養貧童等等，我相信，都是符合多行善事，勤儉好施的要求的。

　　在《瓊霄妙靈二品曰》的文章載明，求註生娘娘，要夫妻恩愛，因為男女的配偶，是上天決定好而配對的，人若以私慾而打亂了這個配對，是違背上天的美意。那麼，不孕夫妻需要合天地道之寶氣，才能生子的事，如何能成呢？

　　最後，在《碧霄應驗三品曰》，再次強調，百行善孝以居先，而且，神仙難救淫孽人，只拜、只求，而不去真心的接受註生娘娘的條件，並認真實踐的話，是不用許什麼重塑金身等願，來利誘註生娘娘的。

這十幾萬字的寫下來，

心中為之大快，

或許是回饋多年不孕婦女們，

對我的信賴吧！

當然，

更重要的是，

希望讓尚未懷孕的不孕婦女，

早日脫苦離難，

謹以不捨的心，

祝福所有的不孕夫妻，

心想事成，家庭圓滿！

國家圖書館出版品預行編目資料

中西醫併治‧好孕不遲到／賴榮年作；
-- 初版. -- 臺北市：大塊文化，2011.02
　　面：　　公分. -- (care ；7)
譯自：Making rounds with Oscar：
the extraordinary gift of an ordinary cat
ISBN　978-986-213-227-2 (平裝)

1. 中西醫整合　2. 不孕症

417.125　　　　　　　　　　　99025508

CARE
Good Care ,
Good Living

CARE

Good Care ,
Good Living

CARE

Good Care ,
Good Living